Grollman · Mit Kindern über den Tod sprechen

Earl A. Grollman

Mit Kindern über den Tod sprechen

Ein Ratgeber für Eltern

Aussaat Verlag Neukirchen-Vluyn

Die Originalausgabe erschien unter dem Titel TALKING ABOUT DEATH bei Beacon Press, 25 Beacon Street, Boston, Massachusetts 02108-2800

Aus dem Amerikanischen übertragen von Günther und Hilde Kipp

2. Auflage 1998

Verlagsgesellschaft des Erziehungsvereins mbH, Neukirchen-Vluyn
Umschlaggestaltung: Hartmut Namislow, Neukirchen-Vluyn
Satz: Jacob Druck GmbH, Konstanz
Druck: MZ-Verlagsdruckerei, Memmingen
Printed in Germany
ISBN 3-7615-5049-9
Bestellnummer 155049

Inhalt

Vorwort

»Ich hab' sie so liebgehabt.
Warum ist sie gestorben?
Wohin geht sie?
Werde ich auch sterben?«

Eines der schwierigsten Probleme, das sich Eltern stellt, ist es, einem Kind in der Krise beizustehen, in die es durch den Tod eines ihm lieben Menschen geraten ist. Nur zu oft ignorieren wir die Gefühle und Erlebniswelten von Kindern – eine verständliche Reaktion in unserer heutigen, den Tod verneinenden Gesellschaft. Das Wort TOT hat sozusagen einen fast obszönen Charakter angenommen. Heute halten die meisten Eltern es zwar für richtig, ihre Kinder ganz offen über die biologischen Vorgänge der Geburt aufzuklären; wenn es jedoch um das Ende des Lebens geht, verstummen sie oft.

In der Tat können die meisten Eltern sich nicht daran erinnern, wie sie ihren Kindern den Tod eines geliebten Menschen mitgeteilt haben. Der mit diesem Ereignis verbundene Zeitraum ist verschwommen. Erwachsene, die mit ihrem eigenen Kummer fertig zu werden versuchen, glauben, daß ein Kind die tragische Situation gar nicht begreifen kann. Die ablehnende Haltung eines Kindes, sein Schweigen, der ihm widerfahrene Schock werden nur allzuoft als Zeichen dafür angesehen, daß das Kind nicht begriffen hat, daß jemand gestorben ist und daß Kinder unfähig sind zu trauern.

Das Gegenteil ist der Fall: Ein Kind, das in der heutigen Zeit aufwächst, ist sich der Realität des Todes bewußter, als wir annehmen. Kummer ist eine tiefe menschliche Regung; trauern ist so normal wie spielen, lachen, schreien, schlafen. Wenn man

trauert, drückt man damit aus: »Du fehlst mir«, oder: »Was ich gesagt und getan habe, tut mir leid.«
Wenn wir nicht auf die Reaktionen der Kinder eingehen, verstärken wir nur ihre Furcht und riskieren, daß sie, statt die Realität zu akzeptieren, sich in Phantasien flüchten und psychologische Verdrängungshaltungen aufbauen.
Dieses Buch ist aus der Hoffnung heraus geschrieben, daß Sie Ihrem Kind, wenn es mit dem Verlust eines geliebten Menschen konfrontiert wird, die wahre Bedeutung des Todes in verständnisvoller und mitfühlender Weise nahebringen können. Mir erscheint es zweckmäßig, zunächst den Teil »Ein Elternratgeber für das Gespräch über den Tod« zu lesen. Versuchen Sie, sich im voraus darüber klarzuwerden, wie Sie das Material verwenden wollen, d.h., welche Aspekte Sie betonen, welche Erkenntnisse Sie besonders herausstreichen wollen. Menschen mit religiösen Überzeugungen können diese in das Gespräch einbeziehen. In Ihrem Gespräch sollten Sie immer den Namen des/der Verstorbenen verwenden.
Während Sie sich das Buch laut vorlesen, merken Sie vielleicht plötzlich, daß Sie die gleichen Emotionen empfinden wie die Kinder, denen Sie helfen möchten. Emerson stellt in seinem Tagebuch fest: »Wenn wir Kummer haben, werden wir alle wieder zu Kindern.«
Abschließend möchte ich meiner Tochter Sharon danken, daß sie mir bei der Durchsicht des Buches mit schöpferischen Ideen und sachkundigem Rat zur Seite gestanden hat.

Einleitung

Kinder hören vom Tod in Unterhaltungen und Liedern; sie begegnen dem Tod in der Pflanzen- und Tierwelt, in der Familie und bei Freunden. Es geht nicht darum, ob man mit Kindern überhaupt über den Tod sprechen sollte, sondern ob die ihnen vermittelte Unterweisung hilfreich und verläßlich ist. Die Auseinandersetzung mit dem Tod ist ein lebenslanger Prozeß, der in der Kindheit beginnt und bis ins hohe Alter andauert.

Es gibt viele Möglichkeiten, sich mit dem Tod auseinanderzusetzen. Der Versuch jedoch, ihn einfach zu ignorieren, ist von vornherein zum Scheitern verurteilt. Teilen Sie Ihren Kindern einen Todesfall in der Familie unverzüglich mit; sie sollten das Geschehene nicht von anderen, z.B. Freunden und Bekannten, erfahren. Jegliche Verzögerung verstärkt nur die Gefahr, daß den Kindern das traurige Ereignis von den falschen Leuten auf die falsche Weise mitgeteilt wird.

Gehen Sie vorsichtig und liebevoll an das Gespräch heran. Ihre Stimme sollte warm, mitfühlend, freundlich sein. *Was* gesagt wird, ist wichtig; die Art und Weise, *wie* Sie es sagen, wird entscheidenden Einfluß darauf haben, ob die Kinder krankhafte Ängste entwickeln oder aber, im Rahmen ihrer Möglichkeiten, die Realität des Todes akzeptieren.

Versuchen Sie sicherzustellen, bevor Sie die Lesestücke mit den Kindern durchgehen, daß es relativ ruhig im Hause ist und daß Sie genügend Zeit allein mit den Kindern haben. Es ist weder notwendig noch wünschenswert, alles in einem Zuge vorzulesen. Die meisten Kinder würden gar nicht in der Lage sein, die gesamte Information auf einmal aufzunehmen. Gehen Sie langsam vor und berücksichtigen Sie dabei die intellektuellen und emotionalen Eigenarten der Kinder. Machen Sie von Zeit zu

Zeit eine Pause, damit die Kinder ausdrücken können, was sie fühlen, und Fragen stellen können. Geben Sie ihnen die Möglichkeit, ihre innersten Phantasien und Ängste zu offenbaren. »Wird der Mensch, der gestorben ist, irgendwann wieder lebendig?« »Werde ich bestraft, weil ich unartig war?« »Warum hat er sich nicht wenigstens von mir verabschiedet?«

Erlauben Sie den Kindern, ihren Gefühlen von Trauer Luft zu machen: Angst, Tränen, Schuldgefühle, Verzweiflung und Protest sind natürliche Reaktionen auf ein so einschneidendes Ereignis in der Familie. Vielleicht werden die Kinder beim geringsten Anlaß weinen oder über alles lachen. Sie können feindselig reagieren oder auch Zuneigung zeigen. Welche Form ihre Trauer auch immer annimmt, sie ist ein notwendiger Heilungsprozeß. Vielleicht bitten Ihre Kinder Sie, eine Erklärung zu wiederholen. Selbst ein Erwachsener, der sich zum ersten Mal einer so einschneidenden Krise gegenübersieht, reagiert erst einmal: »Das glaub' ich einfach nicht. Das ist wie ein Alptraum. Das kann nicht wahr sein.« Wiederholen Sie also ganz ruhig und sanft, was Sie gesagt haben. Ablehnung ist ihre Art, mit einer schwierigen Situation fertig zu werden. Eventuell müssen Sie die Kinder bitten, zu wiederholen, was Sie gerade erklärt haben.

Andererseits muß ein Elternteil nicht mehr erklären, als die Kinder in dem Augenblick wissen wollen. Eine ausreichende Antwort auf die Frage: »Was ist der Tod?«, ist nicht eine detaillierte theologische oder medizinische Erklärung, sondern eine einfache, sachliche Erklärung: »Der Mensch atmet nicht mehr. Sein Körper ist reglos, ruhig, friedlich.« Viele Eltern projizieren ihre eigenen ungelösten Probleme auf die Kinder. Ein Zuviel an Erklärung spiegelt Ihre eigene Angst wider. Eine komplizierte Antwort ruft nur Verwirrung hervor und lenkt ab.

Kinder mißverstehen oft die Bedeutung von Worten und Sätzen. So fragte mich ein Mädchen: »Wie lange dauert der Tod?« Ich antwortete: »Der Tod ist von Dauer.« Worauf es antwortet: »Oh,

dann ist es nicht so schlimm.« Als es meine Unsicherheit bemerkte, sagte es nur: »Meine Mutter läßt sich Dauer-Wellen beim Friseur machen, die halten auch nie lange.«
Kinder stellen oft Fragen, um die Eltern zu prüfen. Bevor Erwachsene Fragen beantworten, sollten sie versuchen, die Gedankengänge zu erkunden, die zu der Frage des Kindes führten. Sonst könnte nämlich die Antwort irreführend sein. Als ein Junge erfuhr, daß sein Großvater gestorben war, weil er alt und krank war, beschäftigte er sich intensiv mit der Gesundheit seiner Eltern. Er fing an zu weinen, wenn sein Vater oder seine Mutter lediglich eine leichte Erkältung hatten. Unter irgendeinem Vorwand ging er nicht in den Kindergarten und blieb statt dessen zu Hause. »Wie geht es euch?« fragte er wieder und wieder. Seine Eltern wußten gar nicht, worum es ging. Ihnen war entgangen, daß ihr Sohn überzeugt war, daß sie selbst sterben würden. Für ihn waren die Eltern sowohl alt als auch krank. Dem Jungen mußte klargemacht werden, daß die Krankheit seiner Eltern anders war als die, welche zum Tode des Großvaters geführt hatte, und daß seine Eltern wieder gesund werden würden.
Erzählen Sie Ihren Kindern nichts, was Sie zu einem späteren Zeitpunkt berichtigen oder zurücknehmen müßten. Vermeiden Sie Märchen und Halbwahrheiten. Phantastische Erklärungen sind nicht gefragt zu einem Zeitpunkt, an dem die Kinder bereits genug Mühe haben, das Wahre vom Scheinbaren zu unterscheiden. Kinder brauchen einfaches und aufrichtiges Sprechen über den Tod.
Natürlich dürfen Sie zugeben, daß Sie nicht jede Frage beantworten können. Es gibt keine einfachen, sicheren Antworten auf das Geheimnis des Todes. Erwachsene wie auch Kinder unterscheiden sich in ihrer Reaktion auf den Tod in weit größerem Maße als in ihren Reaktionen auf andere menschliche Erfahrungen. Es gibt keine Zauberformel, die alle Menschen gleichermaßen trösten kann, wenn sie mit dem Tod in Berührung kommen.

Trauer und Anpassung an die neue Situation laufen nicht nach einem genauen Schema ab. Während der eine verhältnismäßig schnell ins Alltagsleben zurückfindet und neue Wege beschreitet, schauen andere auch noch nach einer längeren Zeit ohne viel Hoffnung in die Zukunft.
Obwohl wir alle auf unterschiedliche Art und Weise trauern, geht es bei den meisten von uns irgendwann mit dem Leben weiter.

Anregungen, wie man Kindern, die den Tod eines ihnen nahestehenden Menschen erfahren haben, helfen kann

Zehn Gebote für den betroffenen Elternteil:

1. Sorgen Sie dafür, daß das Wort »Tod« kein Tabuwort bleibt. Das Wort »Tod« sollte ein Begriff werden, über den *offen* zu Hause, in Schule und Kirche gesprochen werden kann. Es geht nicht darum, *ob* Kinder eine Unterweisung über den Tod erhalten sollen, sondern ob die, die sie erhalten, hilfreich und verläßlich ist. Verstehen ist ein lebenslanger Prozeß, der in der Kindheit beginnt und bis ins hohe Alter weitergeht. Die Unterweisung über den Tod beginnt bereits in den ganz frühen Stadien des Lebens.

2. *Verstehen* Sie, daß Trauern und Traurigkeit angemessen für Menschen aller Altersstufen sind. *Kinder sind Menschen.* Schmerz kann sich in Erstarrung, Ablehnung, Zorn, Panik oder auch in physischer Krankheit ausdrücken. Jede dieser Regungen ist Ausdruck von Leid und Verlust.

3. Geben Sie den Kindern die Möglichkeit, ihre Gefühle auszudrücken. Die Kinder sollen diese klar benennen: »Ich habe *Wut*. Ich bin *traurig*. Ich fühle mich verletzt.« Wenn es ihnen hilft, können sie ihre Gefühle und Gedanken laut herausschreien. Oder sie können ihre Gedanken in Worte fassen, in Form eines Gedichts oder einer Erzählung. Sie können ein Lied singen, ein Bild malen. Nicht diese legitimen Emotionen *auszudrücken* ist schädlich, sondern sie zu unterdrücken.

4. Setzen Sie sich mit der Schule Ihrer Kinder in Verbindung und informieren Sie die Lehrer über den Verlust in Ihrer Familie. Sonst könnte es sein, daß Lehrer irgendeine Änderung im Lernverhalten Ihres Kindes, plötzliches störrisches oder aggressives Verhalten nicht verstehen würden. Wenn ein Lehrer einfühlsam reagiert, kann daraus eine positive Bindung erwachsen, die hilft, eine Last leichter zu machen.

5. Suchen Sie bei anderen Menschen Hilfe, wenn Sie sich nicht in der Lage fühlen, mit Ihren Kindern während dieser Krise fertig zu werden. Es gibt Zeiten, in denen selbst der scheinbar allen Situationen gewachsene und mit den besten Absichten handelnde Erwachsene ganz einfach an die Grenzen seiner Möglichkeiten stößt. Einen Geistlichen um Rat zu fragen, sich an eine Erziehungsberatungsstelle oder an einen Therapeuten zu wenden ist keineswegs ein Eingeständnis von Schwäche, sondern ein Zeichen von Liebe und Fürsorge. Leid ist ein einschneidendes Erlebnis, auch für die ausgeglichendste Persönlichkeit.

6. Sagen Sie Ihrem Kind *nicht*, daß es nun im Haushalt die Stelle der gestorbenen Mutter / des gestorbenen Vaters einnimmt oder ein Ersatz für eine(n) tote(n) Schwester / Bruder

ist. Sagen Sie nie: »Du erinnerst mich sehr an...« Behandeln Sie Ihr Kind nicht wie einen Ersatz für einen Erwachsenen, nicht wie einen Freund... Geliebten... Gefährten... Vertrauten. Es ist schon schwer genug für Kinder, einen geliebten Menschen zu verlieren. Berauben Sie Ihr Kind nicht auch noch seiner Kindheit.

7. Benutzen Sie keine Märchen als Erklärung für das Geheimnis des Todes. Versuchen Sie nicht, Fakten durch Fiktion oder eine verwirrende Erklärung zu ersetzen, die Sie eines Tages zurücknehmen werden müssen. Wenn Sie beispielsweise sagen: »Dein Vater ist auf eine lange Reise gegangen«, erwecken Sie damit den Eindruck, daß er eines Tages zurückkehrt. Wenn Sie sagen: »Gott hat deine junge Mutter zu sich genommen, weil er gute Menschen braucht«, stiften Sie damit mehr Verwirrung an: Gute Menschen sterben jung, aber auch »schlechte« Menschen. Kinder entwickeln ein tiefes Ressentiment gegen einen Gott, der ihnen auf unberechenbare Weise eine Mutter genommen hat, die sie brauchen. Unaufrichtige Erklärungen führen zu Furcht, Zweifel und Schuldgefühlen; sie begünstigen die Flucht in eine Phantasiewelt, die bedrückender als die Realität sein kann. Was ein Kind am nötigsten braucht, sind Vertrauen und Wahrheit.

8. Versetzen Sie Ihre Kinder *nicht* in den Glauben, daß Sie auf alle Fragen eine endgültige Antwort haben. Lassen Sie Raum für Zweifel, Fragen, ihre unterschiedlichen Meinungen. Erwachsene zeigen Reife, wenn Sie sagen: »Bist du überrascht, daß ich nicht alles über den Tod weiß? Das sollst du nicht sein. Darum müssen wir auch zusammen über alles sprechen. So können wir uns gegenseitig helfen.« Respektieren Sie die Individualität Ihrer Kinder. Irgendwann müssen Sie ihre eigenen Antworten auf die Frage nach Leben und Tod finden.

9. Haben Sie *keine* Angst davor, Ihren Gefühlen der Trauer Ausdruck zu verleihen. Wenn Sie Ihre Gefühle unterdrükken, ist es auch wahrscheinlicher, daß Ihre Kinder die eigenen Gefühle unter Kontrolle halten. Kinder richten sich in ihrer Trauer nach den Erwachsenen. Ein Kind verträgt Tränen, aber keinen Verrat; Leid, aber keine Täuschung. Wenn Erwachsene und Kinder Kummer und Schmerz ohne Furcht oder Verlegenheit zeigen können, hilft das beiden, sowohl die »Natürlichkeit« als auch den Schmerz des Todes zu akzeptieren.

10. Vergessen Sie *nicht*, auch weiterhin Ihren Kindern zu zeigen, daß Sie sie lieben und ihnen helfen. Das größte Geschenk, das Eltern ihrem Kind geben können, sind *sie selbst*. Die Fürsorge der Eltern und ihr Interesse an den Kindern über die nächsten Monate und Jahre werden auf dem Wege der Genesung von unschätzbarem Wert sein. Seien Sie bereit zuzuhören, für Minuten, Stunden, Tage. Kinder haben das Bedürfnis, selbst zu sprechen, nicht nur zuzuhören. Viele Kinder haben ein geradezu unersättliches Bedürfnis, ihre Gefühle auszudrücken.

Versuchen Sie, sich an glückliche Zeiten zu erinnern und nicht nur an den traurigen Augenblick des Todes zu denken. Kinder sollen wissen, daß der Verlust der Beziehung zu einer wichtigen Person nicht notwendigerweise den Verlust anderer bedeutet – einschließlich der Beziehung zu Ihnen.

Wenn Sie mit Worten und Gesprächen nicht weiterkommen, versuchen sie körperliche Gesten. Eine schützende Umarmung kann wichtiger als Worte sein. Zeichen körperlicher Zuwendung und Unterstützung sind für ein trauerndes Kind ungeheuer wichtig.

Während Sie sich auf den langen Weg der Trennung von einem

geliebten Menschen machen, können Sie mit Ihren Kindern neue Dimensionen ihrer Fähigkeit zu Liebe, Sorge und Verstehen entdecken. In welchem Alter sich Menschen auch immer befinden, *die Heilung* ist immer *ein Prozeß* und *die Genesung* enthält immer auch Elemente *unserer eigenen Wahl und Entscheidung*.

Lesestücke

Die Worte in Klammern können durch den Namen des/der Verstorbenen ersetzt werden.

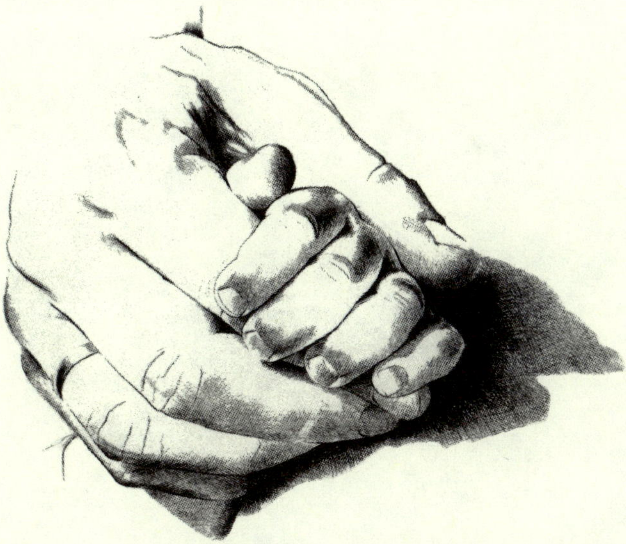

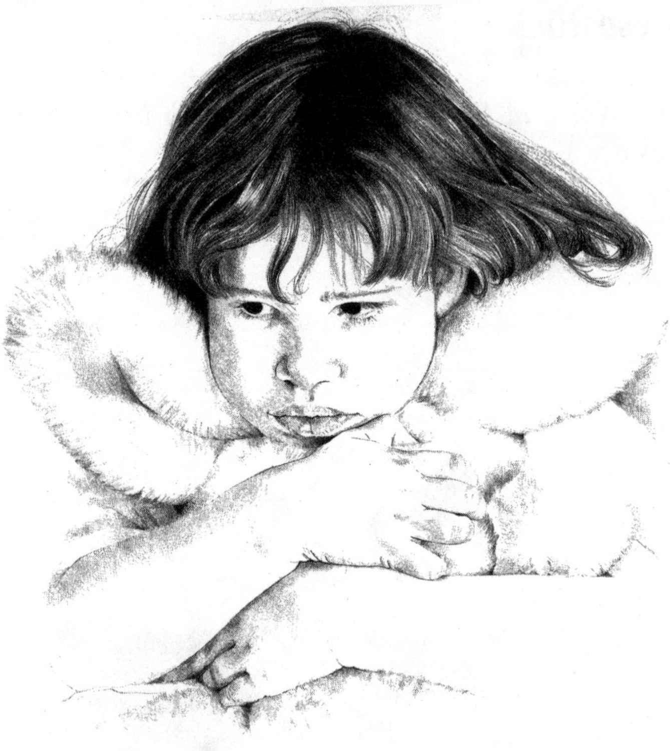

Wenn du stirbst, dann bist du tot.

Versuche, dieses Wort auszusprechen, TOT.

Das ist schwer zu sagen, nicht wahr?

Nicht schwierig auszusprechen,
aber schwer, den Mut zu haben, es zu sagen.

Vielleicht, weil es so ein trauriges Wort ist … sogar etwas beängstigend.

Sprechen wir es noch einmal aus:

TOT.

Das ist nicht so wie beim Spielen.

»Peng! Ich hab' dich erschossen! Du bist tot!« Und dann fängt das Spiel wieder von vorn an.

Wenn Menschen sterben, werden sie nie wieder lebendig.

Wenn Menschen, die wir liebhaben, sterben, wollen wir einfach nicht zugeben, daß es geschehen ist.

Wir wollen nicht glauben, daß es wahr ist. Wir denken: »Vielleicht kommen sie wirklich zurück.«

»Vielleicht hat sich der Arzt geirrt.«

»Vielleicht war es nur ein schlimmer Traum.«

Wir machen uns aber nur etwas vor.

Wenn Menschen sterben, können wir sie nicht wieder lebendig machen.

Aber was bedeutet »tot«?

Erinnerst du dich, als wir das Tier sahen, das von einem Auto angefahren wurde? Es lag da auf der Straße...

reglos...

es atmete nicht mehr...

es bewegte sich nicht...

sein Herz schlug nicht mehr.
Dieses Tier wird nie wieder atmen, wird sich nie wieder bewegen.

Es war tot.

Genauso ist es beim Menschen.

Der Körper bewegt sich nicht.
Der Atem hat aufgehört.
Das Herz schlägt nicht mehr.

Der Körper ist reglos…
ruhig und friedlich.

Nichts tut mehr weh.
Der Schmerz hat aufgehört, das Leben ist beendet.

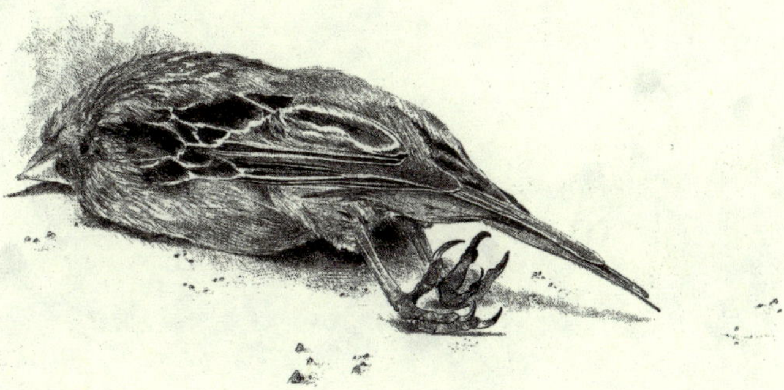

Wie Blätter, die vom Baum fallen.

Die Blätter sprießen.
Sie werden farbig,
und wenn der Winter fast beginnt,
werden sie trocken
und fallen schließlich ab, auf den Boden.

Wenn ein Blatt stirbt, ist kein Leben mehr in ihm.

Wir können uns noch daran erinnern, wie schön es war, aber jetzt ist es tot.

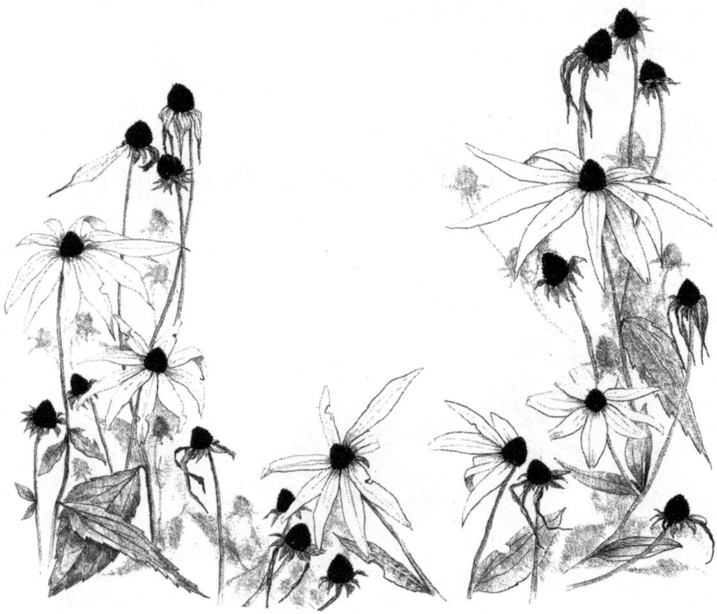

»Alles hat seine Zeit,
eine Zeit für jeden Zweck –

eine Zeit zum Werden, eine Zeit zum Sterben,
eine Zeit zum Weinen, eine Zeit zum Lachen.«

Diese Verse aus der Bibel erzählen uns,
daß es für Blätter,
für uns alle – für alles auf der Welt –
»eine Zeit gibt«,
eine Zeit für alles Lebendige, zu wachsen

und dann zu sterben.

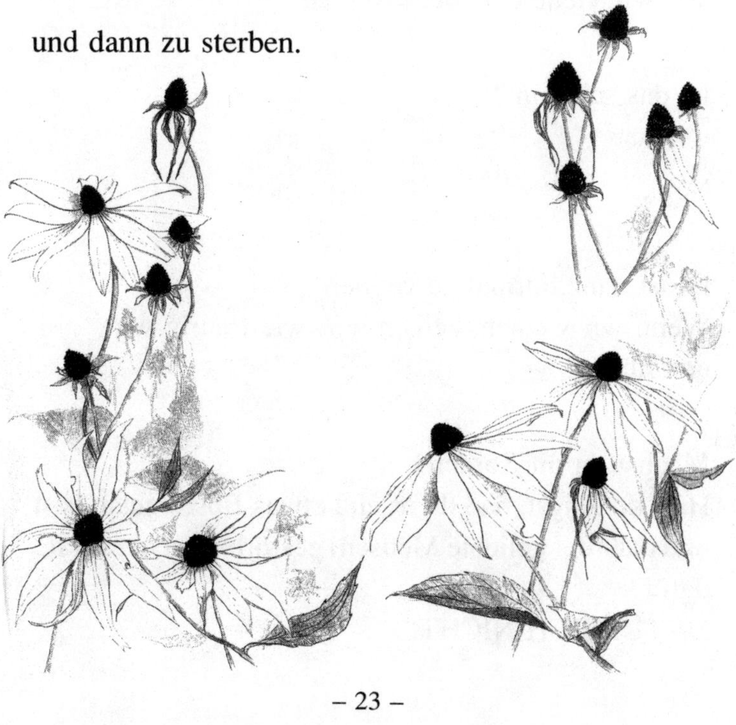

So wie es Freude im Leben gibt,
gibt es auch Schmerz.

Es gibt Glück,
aber auch Tränen.

Wenn Menschen, die wir liebgehabt haben, sterben,
sind wir traurig.

Wir vermissen sie so sehr,
daß wir vielleicht sogar weinen.

Ist das schlimm?

Nein.

Es ist ganz normal zu weinen.
Wenn wir weinen, zeigen wir, wie traurig wir
uns fühlen.

Machst du dir Sorgen?
Hast du Angst, daß du irgend etwas Böses getan hast
und daß (der geliebte Mensch) gestorben ist, als Strafe
dafür?
NATÜRLICH NICHT!

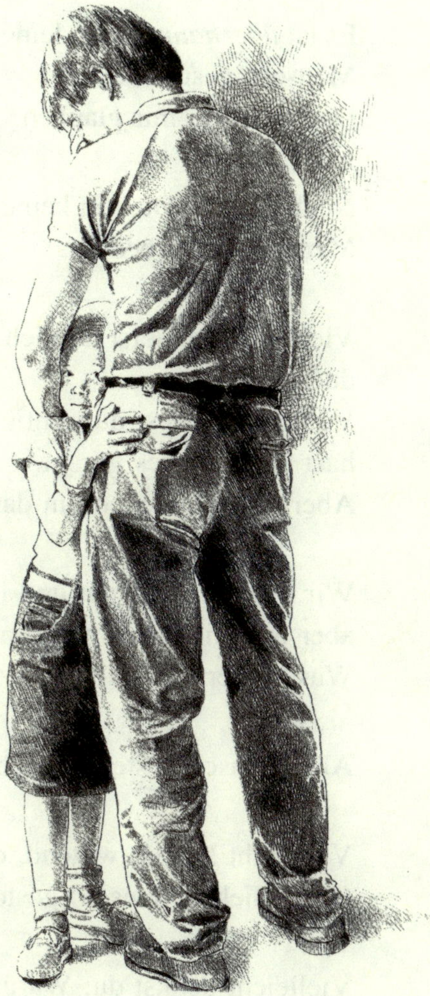

Was du sagst oder tust oder denkst: davon können Menschen nicht sterben.

Es ist *überhaupt nicht* deine Schuld, daß (der geliebte Mensch) gestorben ist.
Das mußt du mir glauben.

Noch einmal: Du hast keine Schuld, daß (der geliebte Mensch) gestorben ist.

Vielleicht erinnerst du dich an einen Augenblick, als du frech warst.
Vielleicht hattest du richtig wütende Gedanken oder hast etwas Böses gesagt.
Aber alle Menschen tun das von Zeit zu Zeit.

Wir möchten alle gut und liebevoll sein,
aber es gelingt uns nicht immer.
Was immer wir sagen oder tun: keiner stirbt dadurch.

Alle Menschen sterben irgendwann.

Vielleicht bist du wütend, daß
(der geliebte Mensch) gestorben ist.

Vielleicht denkst du: Warum passiert *mir* das?

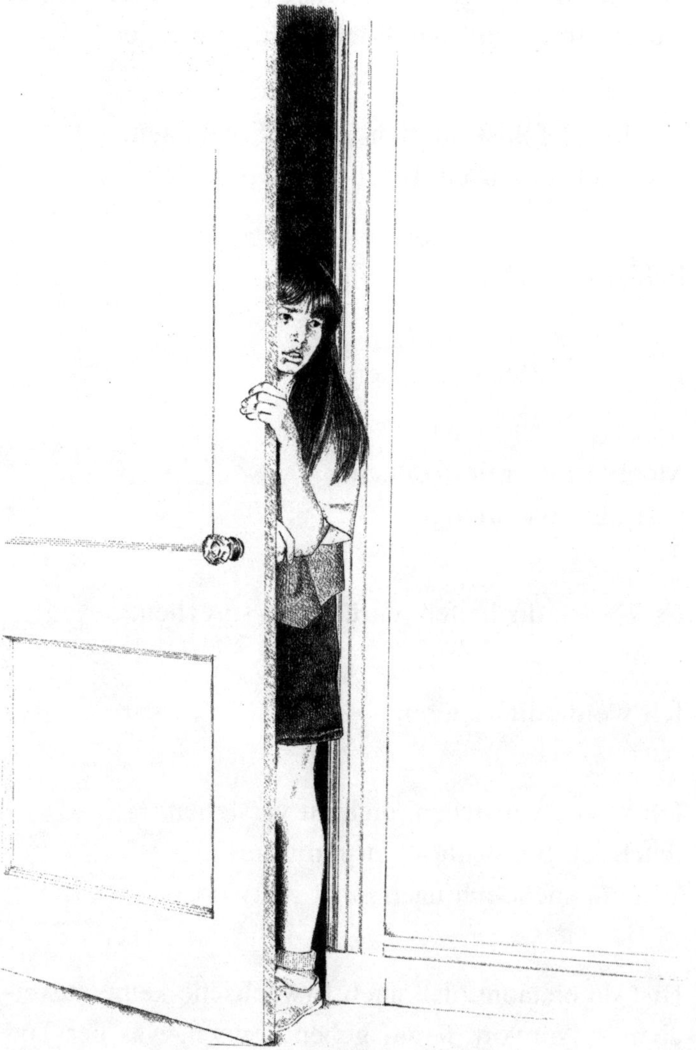

Warum ist (der geliebte Mensch) einfach so weggegangen, ohne mir auf Wiedersehen zu sagen?

Vielleicht fühlst du dich im Stich gelassen.
Vielleicht sogar ein bißchen verletzt.

Fühlst du dich so?

Laß uns darüber sprechen.

Möchtest du mir erzählen,
was dich beunruhigt?

Es könnte dir helfen, darüber zu sprechen.

Ich werde dir zuhören.

Ich werde versuchen, dich zu verstehen.
Auch ich bin beunruhigt und traurig.
Wie du suche ich nach einer Antwort.

Bist du erstaunt, daß auch Erwachsene keine ausreichende Antwort darauf geben können, was der Tod bedeutet?

Niemand versteht den Tod wirklich,
aber wir können über alles sprechen.

Du kannst etwas von mir lernen.

Und ich lerne von dir.

Wir können versuchen, einander zu helfen.

Wenn ein Mensch stirbt, kommen die, die ihn geliebt haben, zusammen, um sich an ihn zu erinnern.

Einige Menschen weinen vielleicht.

Andere mögen sogar lachen, weil sie sich an die schönen, heiteren Zeiten erinnern.

Genauso wie es ganz natürlich ist zu weinen, ist es auch natürlich, zu lachen und sich zu freuen.

Ja, der geliebte Mensch fehlt uns so sehr.

Wir sehen (den geliebten Menschen) nicht mehr.

Wir können nicht mehr mit (dem geliebten Menschen) sprechen.

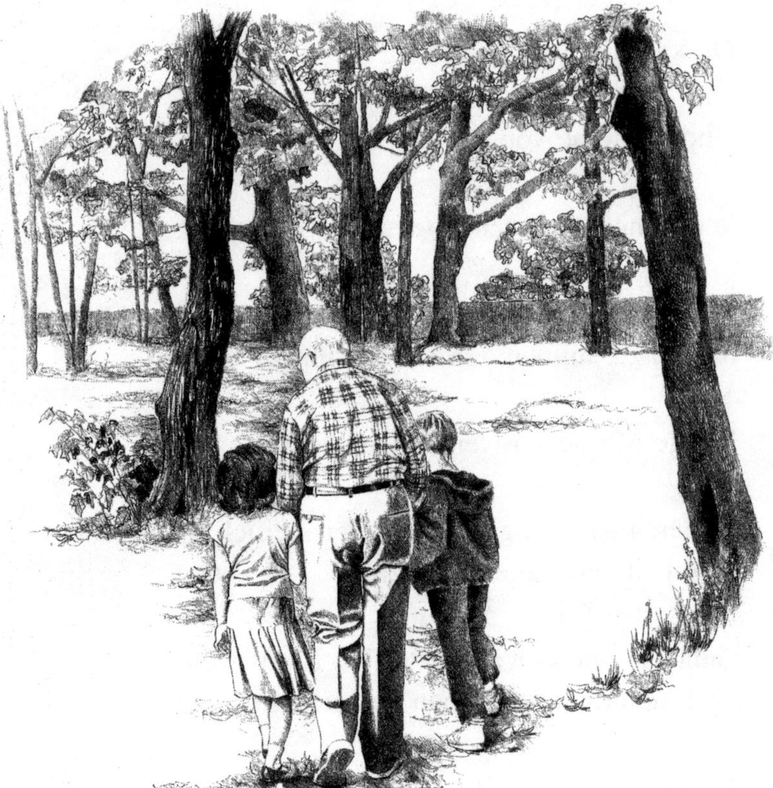

Und doch ist (der geliebte Mensch) noch bei uns – wir erinnern uns an ihn/sie.

Weißt du noch, was ihr Schönes zusammen erlebt habt?

Warum war die Zeit mit (dem geliebten Menschen) so besonders?

Kannst du dich an die Zeiten erinnern, als (der geliebte Mensch) dich glücklich machte?

Nun ist der (geliebe Mensch) tot.

Wir sind traurig, aber wir werden uns immer an ihn/sie erinnern.

Wir werden den Tod nie vergessen, aber – was viel wichtiger ist – wir werden uns immer an die gemeinsam verlebten Zeiten erinnern, die wir so liebten.

Wie sprechen wir über den Tod?

Ein Ratgeber für Eltern

In diesem Kapitel wird auf Fragen eingegangen, die Kinder stellen könnten, während Sie die vorangegangen Seiten vorlesen.

Wie erläutern wir den Begriff »Tod«?

Wieviel können Kinder begreifen? (Text S. 26/28)

Können Kinder wirklich verstehen, was der »Tod« bedeutet?

Viele Eltern behaupten: »Kinder sind zu jung, um das alles zu verstehen. Warum soll man sie mit Gedanken belasten, die sie auch nicht annähernd erfassen können? Warum ersparen wir ihnen nicht den Kummer der Erwachsenen?« Ihre Kinder werden jedoch laufend mit dem Tod konfrontiert. Selbst dann, wenn sie noch sehr jung sind, kommt unausweichlich der Augenblick, in dem sie den Tod eines Haustieres erleben; ein Leichenzug zieht vorbei; ein Politiker wird ermordet; ein Großvater oder eine Großmutter stirbt; ein Raumschiff explodiert. Bambis Mutter wird getötet. Die Kinder sehen im Fernsehen in allen Einzelheiten, wie Menschen getötet werden.
Wie sollten Sie Ihren Kindern die Begriffe TÖTEN und TOT erklären? Ihre Antwort hängt vom Entwicklungsstand Ihrer Kinder ab, von der Art des Todes und der Art und Weise, wie die Kinder emotional von dem Todesfall betroffen sind. Selbst Kinder gleichen Alters zeigen große Unterschiede in ihrem Verhalten und ihrer Entwicklung: Einige sind reif und gefestigt für ihr Alter, selbst dann, wenn sie sich einer Katastrophe gegenübersehen; andere scheinen für ihr Alter noch unreif zu sein. Denken Sie jedoch daran, daß der Augenschein täuschen kann. Das Kind, das am gefaßtesten ist, kann innerlich das am zerrissenste sein. Verlassen Sie sich nicht darauf, daß die Auffassung Ihres Kindes vom Tod der einer bestimmten Altergruppe entspricht. Jedes Kind macht im Laufe seiner Entwicklung den jeweiligen Erfahrungen entsprechend Wandlungen in seinen Ansichten vom Tod

durch. Die Vorstellung vom Tod unterliegt einem fortlaufenden Reifungsprozeß. Die folgenden Ratschläge gelten nur als *Anhaltspunkte*.

Vorschulalter

Obwohl ein Kleinkind sich unter dem Wort *Tod* noch nichts vorstellen kann, reagiert es auf einen Verlust. Ein verändertes emotionales Klima zu Hause und die Reaktionen wichtiger Bezugspersonen können die sichere Welt des Kindes durcheinanderbringen. Sehr kleine Kinder können mit Reizbarkeit, Abweichungen im Schrei- und Eßverhalten und mit Darm- und Blasenstörungen reagieren.
Kleine Kinder haben vor allem eine Furcht, nämlich die, verlassen zu werden. Lester Grinspoon schreibt im *Harvard Medical School Mental Health Letter* (August 1988): Die Angst, von den Eltern getrennt zu werden, beginnt im Alter von einem Jahr und kann andauern, bis die Kinder sieben oder acht Jahre alt sind. Nach einem Todesfall in der Familie können Kinder, die unter dieser Trennungsangst leiden, sich weigern, zur Schule oder in ein Zeltlager zu gehen, ja sogar, bei einem Freund zu übernachten. Sie fordern häufig übertriebene Aufmerksamkeit von den Eltern, klammern sich an sie, weichen ihnen nicht von der Seite oder kommen nachts zu den Eltern ins Bett. Sie haben Angst, daß, wenn sie von ihren Eltern getrennt werden, entweder ihnen oder ihren Eltern etwas passieren wird: Manche Kinder können sich auf nichts mehr konzentrieren, sie ziehen sich von ihren Freunden zurück, sind apathisch und depressiv.
Die Psychologin Maria Nagy führte eine der ersten und umfassendsten Studien über die Vorstellungen von Kindern über den Tod durch. Ihre Nachforschungen ergaben, daß bei Kindern folgende Fragen immer wiederkehren: Was ist der Tod? Wo-

durch sterben Menschen? Was passiert mit den Menschen, wenn sie sterben; wohin gehen sie?
Ein Kind im Vorschulalter glaubt häufig nicht, daß der Tod endgültig ist. Der Tod ist wie der Schlaf: Du schläfst, dann wachst du wieder auf. Oder wie eine Reise: Du fährst los, später kommst du wieder zurück. Einige Aspekte dessen, was »der Tod« für ein Kind bedeutet, erfährt es jedesmal, wenn sein Vater oder seine Mutter zur Arbeit geht. Es ist wie beim »peek-a-boo«-Spiel (eine Bezeichnung, die aus dem Altenglischen stammt und »lebendig oder tot« bedeutet). In einem Augenblick ist man noch da, im nächsten schon nicht mehr.
Kinder haben sehr begrenzte Vorstellungen von Zeit. »Tot sein« bedeutet einfach »weniger lebendig sein«. Sogar nach einer Beerdigung können Kinder mit der Frage überraschen: »Wann kommt Tante Sara zurück?« Obwohl das Kind Ihre Antwort vielleicht nicht versteht, sollte sie lauten: »Tante Sara kann nicht zurückkommen, weil sie tot ist.« Versuchen Sie immer wieder – in Worten, die das Kind verstehen kann – zu betonen, daß der Tod *nicht* ein vorübergehendes Phänomen ist.
»Der Tod ist etwas Endgültiges«, so betonen es die Eltern; aber warum ist das so? Das Kind hört, wie ältere Geschwister Gespenstergeschichten erzählen, in denen die Geister der Toten weiterleben. Wenn Kinder den Geistlichen über ein Leben nach dem Tod sprechen hören, denken sie dabei an ein Zurückkommen ins Leben. Kinder sehen im Fernsehen, wie Gestalten aus einem Trickfilm wie durch ein Wunder wieder da sind, nachdem sie kurz zuvor zermalmt oder durch eine Explosion zerrissen wurden. Tod und Leben scheinen austauschbar zu sein.
Für viele Kinder bedeutet der Tod etwas Zufälliges. Menschen sterben, wenn sie vom Auto überfahren oder von Räubern angegriffen werden. Der Tod wird oft mit Gewalt, insbesondere mit Verstümmelung verbunden. Der Tod tritt nicht unvermeidlich ein. Menschen können, wenn sie Glück haben und vorsichtig

sind, ewig leben. Alltägliche Ängste können intensiviert werden, z.B. die Angst im Dunkeln, die Angst ins Bett zu gehen oder in eine neue Umgebung, die Angst, wenn ein Elternteil auf eine Geschäftsreise geht. Kleine Kinder fallen oft in ein Verhalten zurück, das sie vor dem Todesfall längst aufgegeben hatten, z.B. Daumenlutschen oder Bettnässen.

Bei den drei- bis vierjährigen Kindern, die an die Austauschbarkeit von Leben und Tod glauben oder die meinen, daß die Toten »darauf warten, woanders zu leben«, müssen die Eltern genau auf die Gedanken der Kinder, ihre Sorgen, Vorstellungen und Erfahrungen eingehen. Wir hören vielleicht folgende Fragen der Kinder: »Essen tote Menschen das gleiche wie wir?« – »Können sie miteinander reden?« – »Können sie fernsehen?«

Wiederholen Sie *immer wieder*, daß der betreffende Mensch tot ist, niemals wieder lebendig wird und nicht auf dem Friedhof wohnt. Erklären Sie, daß der Tod nicht eine Bestrafung für schlechtes Benehmen ist. Kinder haben das Recht, anläßlich eines Todesfalles neugierig und ängstlich zu sein, bedeutet dieses Ereignis doch eine Trennung, die mit Unruhe, Machtlosigkeit, Ohnmacht und Furcht verbunden ist. Wenn Worte nichts mehr bewirken, nehmen Sie die Kinder in den Arm, drücken Sie sie an sich, zeigen Sie ihnen Ihre Zuneigung und Liebe.

Fünf- bis neunjährige Kinder

Da Kinder in diesem Alter schon einige Erfahrungen gemacht haben, sind sie besser imstande, die Bedeutung des Todes in seiner physikalischen Dimension zu erfassen. Der Tod ist endgültig; alle Lebewesen müssen sterben. Trotzdem denken sie vielleicht, daß dieses gerade ihnen nicht passieren kann. In diesem Alter ist es meist so, daß Kinder den Tod zwar nicht leugnen, aber seine Unausweichlichkeit nicht anerkennen. Der Tod ist

»eine Realität«, aber er trifft nur andere, insbesondere alte Menschen. Bei einigen Kindern besteht eine starke Tendenz, den Tod als eine Person oder einen Geist anzusehen. Ein religiös erzogenes Kind stellte sich den Tod als einen Todesengel mit langen, schönen Flügeln vor. Kinder, die häufig Horrorfilme im Fernsehen betrachten, stellen sich den Tod als einen Klabautermann, ein Skelett oder einen Geist vor, der nachts die Runde macht, bestimmte Menschen aussucht und die hilflosen Opfer fortträgt. Kinder dieser Altersgruppe werden am besten mit dem Problem fertig, wenn wir ehrlich zu ihnen sind und sie auf verständliche Art und Weise informieren.

Zehnjährige und ältere Kinder

Kinder dieser Altersstufe haben bereits realistische Vorstellungen, die auf Beobachtungen biologischer Vorgänge beruhen. Ein Hund läuft auf die Straße, wird von einem Auto erfaßt, das Tier kann nicht mehr aufstehen. Tot ist tot. Der Tod ist endgültig und allumfassend und kann durch natürliche oder unfallbedingte Ursachen hervorgerufen werden. Der Tod als das Ende des Lebens ist für diese Altersgruppe ein besonders beängstigendes und schmerzliches Ereignis. Der Tod ist hier die Folge des biologischen Ausfalls der Organfunktionen. Die magische, lebenserneuernde Vorstellung vom Tod wird durch eine endgültige und furchterregende ersetzt. Diese Sicht bringt ein Gefühl der äußersten Verletzlichkeit, in einer Zeit, in der junge Menschen auf der Suche nach ihrer eigenen Identität und Lebensphilosophie sind.

Wenn ein geliebter Mensch stirbt, können Kinder dieser Altersgruppe Konzentrationsschwierigkeiten haben, ihre Schulleistungen können nachlassen; manche Kinder ziehen sich in sich zurück, entfernen sich von Familie und Freunden, sind wütend und traurig. Es können häufig körperliche Beschwerden auftreten, verbunden mit permanenter Müdigkeit und Schwindelanfällen. Bei älteren Kindern kann hoffnungslose Trauer zu Drogen- oder Alkoholmißbrauch führen, zu impulsivem Verhalten und einer erhöhten Bereitschaft, Risiken einzugehen. Anstatt mit ihren Stimmungen zurechtzukommen, sind diese Kinder ihren Stimmungen hilflos ausgesetzt.

Wie Kinder ihren Schmerz verarbeiten können, hängt in hohem Maße davon ab, wie sehr Familienmitglieder und Freunde ihnen entgegenkommen. Je mehr sie ermutigt werden, ihren Schmerz mit anderen zu teilen, desto eher werden sie in der Lage sein, mit dem Verlust, den sie erlitten haben, fertig zu werden. Die Zeit des Trauerns kann ihrem Leben eine neue Richtung geben, sie werden offener anderen gegenüber. »Nach dem, was passiert ist, kann ich jetzt mit allem fertig werden«, sagte ein Jugendlicher. »Ich weiß jetzt, daß unsere Familie zusammenhält und wer meine wahren Freunde sind. Ich kann jetzt an den Menschen, der gestorben ist, denken, ohne jedesmal in Tränen auszubrechen; ich denke eher daran, welche wunderbaren gemeinsamen Erlebnisse wir hatten.«

Ehrlichkeit und Aufrichtigkeit im Gespräch über den Tod (Text S. 20/21)

Nachdem eine Kollegin gestorben war, sagt eine Lehrerin zu ihrer Klasse: »Ich muß euch etwas Trauriges mitteilen: Wir haben Frau Thompson verloren«, worauf ein Schüler erwiderte: »Machen Sie sich keine Sorge, wir werden sie schon finden.«

Menschen sterben nicht. Sie »verabschieden sich«, »gehen heim«, »verlassen uns«, »vergehen«, »gehen uns verloren« oder

»sind von uns gegangen«. Euphemismen erschweren den Kindern die Unterscheidung zwischen Realität und Phantasie. Wenn Sie auf Euphemismen zurückgreifen, täuschen Sie oft sich selbst, nicht Ihre Kinder. In einer Studie mit dem Titel »Wie begegnet man der Angst vor dem Sterben auf einer Leukämie-Station?« beschreibt Joel Vernick, wie sich Ärzte und Krankenschwestern auf der Station gemeinsam bemühten, den Kindern die Diagnose zu verheimlichen. Alle Versuche, die Wahrheit zu vertuschen, waren vergeblich. Selbst sehr jungen Kindern war unterschwellig bewußt, daß sie schwer krank waren und jeden Augenblick sterben könnten. Eltern sollten sich klar darüber sein, daß es fast unmöglich ist, Kinder zu täuschen.

Ein offenes Wort verhindert die Entstehung neuer Ängste. Jedes Überspielen der bitteren Wahrheit des Todes kann Ohnmachtsgefühle verbreiten und zu Orientierungslosigkeit führen. Die schrecklichste Realität ist immer noch besser als Ungewißheit. Ich habe Menschen erlebt, die, wenn ihnen mitgeteilt wurde, daß sie unter einer unheilbaren Krankheit litten, fast erleichtert aufatmeten und sagten: »Ich habe immer noch Angst, aber wenigstens weiß ich jetzt, was mit mir los ist.« Wenn Sie sich dem Tod stellen, beginnen Sie auch mit der augenblicklichen Lebenssituation besser fertig zu werden. Niemand sollte im emotionaler und intellektueller Isolation gehalten werden.

Ein Ausweichen vor den Tatsachen ist nur ein Beweis für Ihre eigene Unfähigkeit, mit der wirklichen Situation fertig zu werden. An wen kann man sich um Hilfe wenden, wenn niemand zugibt, daß eine Katastrophe eingetreten ist? Wenn Sie sich zu dem Verlust bekennen, können Sie und Ihre Kinder aneinander Trost finden – selbst inmitten von anhaltendem Schmerz und Einsamkeit.

Der Tod ist ein allumfassendes und unausweichliches Geschehen, und Menschen jeglichen Alters müssen sich ihm stellen. Kinder, die nach dem Tod eines geliebten Menschen gemeinsam mit den anderen Familienmitgliedern trauern können, werden besser in der Lage sein, mit ihren Gefühlen und ihrem Schmerz zurechtzukommen. Ihre Kinder sind menschliche Wesen, sie verdienen Respekt und Offenheit und nicht Vorwände und Ausflüchte. Was sie jetzt am nötigsten brauchen, sind *Vertrauen* und *Wahrheit*.

Der Ehemann einer Frau war gerade in einem Autounfall gestorben. Wie konnte sie ihrer vierjährigen Tochter die schreckliche Nachricht mitteilen? Sie sagte: »Papa ist für lange Zeit verreist.«

Das Mädchen wurde wütend. Es war keineswegs beruhigt, sondern enttäuscht: »Warum hat er nicht tschüs gesagt?« Die Reaktion von Erwachsenen ist ähnlich: Der Tod ist so etwas wie ein Im-Stich-Lassen. Einer Witwe können folgende Gedanken kommen: »Wie konnte er mir das antun? Warum hat er mich ganz allein zurückgelassen?« Ihre Umschreibung für den Tod lautete: »Als mein Mann mich verließ«, so als ob es eine beabsichtigte Handlung gewesen wäre.

Kinder geben sich oft der falschen Vorstellung hin, daß ihr Vater irgendwann zurückkommen könnte. Er ist ja schließlich früher auch schon verreist und immer zurückgekehrt. Sie können aber auch unbewußt annehmen: »Papa kümmert sich nicht wirklich um mich, sonst würde er wenigstens schreiben. Vielleicht war ich unartig, und er bleibt weg, um mich zu bestrafen.« Die Täuschung erhält zusätzliches Gewicht, wenn das Kind denkt: »Warum ist jeder so traurig, wo er doch nur kurz verreist ist?« Einem Kind zu sagen: »Dein Vater ist für lange Zeit verreist«, schafft zwar vorrübergehend Trost und erleichtert die Last der Abwesenheit. Es ist jedoch völlig sinnlos, den Kindern jetzt etwas zu erzählen, was wir später zurücknehmen oder korrigieren müssen. Ein solches Vorgehen führt nur zu Mißverständnissen und Phantasievorstellungen.

Es besteht keine Notwendigkeit, das Wort sterben zu vermeiden, insbesondere da Kinder ja dauernd mit dem Tod im Fernsehen konfrontiert werden. Ein Kind wird eher bereit sein, eine direkte Aussage über den Tod zu akzeptieren als eine ausweichende Beschreibung wie »fortgehen«. Das würde höchstens dazu führen, daß die Kinder jedesmal, wenn jemand fortgeht, befürchten, daß er nie zurückkommt.

Wie beginne ich ein Gespräch über den Tod?

»Ich weiß, daß ich mit meinen Kindern über den Tod sprechen sollte. Aber um ganz ehrlich zu sein: Ich bin mir da selbst nicht ganz klar. Wie soll ich anfangen?«

Beginnen Sie nicht mit der Frage: »Hast du schon einmal daran gedacht, was du machst, wenn ich sterbe?« Eine solche Methode ist wenig einfühlsam und verunsichert sowohl Eltern als auch Kinder. Auch sollte die erste Erklärung sich nicht auf Dogma, Glauben oder Theologie stützen. Philosophische Erklärungen sind für Kinder zu abstrakt.

An ein Gespräch über den Tod und seine Bedeutung sollte man sehr vorsichtig herangehen, ohne direkt zu werden. Man könnte beispielsweise über Bäume und Blätter sprechen, darüber, daß sie grünen, sich färben und im Herbst schließlich abfallen. Zeigen Sie Ihrem Kind einige der Lebewesen, die in der Natur vorkommen, wie z.B. kleine Insekten, Schnecken und Schmetterlinge. Eben haben sie sich noch bewegt, jetzt liegen sie still da. Beginnen Sie mit Beispielen, die keine Angst bei Kindern erzeugen, und gehen Sie dann langsam weiter, stufenweise, wobei Sie immer auch die jeweilige Auffassungsgabe der Kindes berücksichtigen.

Unterscheidung von Phantasie und Realität

Als die Raumfähre »Challenger« explodierte, schien ein kleineres Kind unberührt von der Tragödie zu sein. Als die ältere Schwester es anschrie: »Ist dir das denn ganz egal?«, sagte die die Kleine: »Warum weinst du denn? Die kommen doch zurück.«

In manchen Spielen schießen die Kinder sich gegenseitig »tot«. Dann fangen sie von vorn an und spielen ein anderes Spiel. In ihrer Vorstellungswelt gehen Kinder davon aus, daß eine Krise nie existiert hat oder daß sie magische Kräfte besitzen, um den Toten wieder lebendig zu machen. Schließlich haben ja viele grausame Märchen ein glückliches Ende. Gute Menschen werden belohnt und leben glücklich weiter bis an ihr Ende: Schneewittchen heiratet einen Prinzen.

Sehr junge Kinder meinen oft, daß auch Gegenständen wie Spielsachen Leben innewohnt. Ein kleiner Junge steckte eine Murmel in den Sand, begoß sie regelmäßig und wartete darauf, daß sie wachsen würde. Kinder müssen verstehen lernen, daß ein Unterschied besteht zwischen Plüschtieren und echten Tieren, zwischen Puppen und Babies, zwischen von Menschen hergestellten Gegenständen und Lebewesen. Puppen gehen kaputt; Menschen sterben. Von allen Lebewesen sind die Menschen die einzigen, die wissen und verstehen, daß sie nicht ewig leben. Ein wesentlicher Bestandteil unserer menschlichen Existenz ist es, dem Leben, aber auch dem Tod eine Bedeutung zu geben.

Kinder müssen lernen, daß man gewisse Dinge im Leben nicht ändern kann. Wir müssen uns mit bestimmten Gegebenheiten abfinden. Der Tod ist eine Realität. Menschen, die gestorben sind, sind tot. Sie kommen nicht ins Leben zurück.

Erklärung des Zusammenhangs von Tod und Krankheit

Die Großmutter eines Kindes starb an einem Herzanfall. Ihr Gesundheitszustand hatte sich seit Jahren verschlechtert. Es schien nur natürlich für die Eltern, zu erklären: »Oma ist gestorben, weil sie krank war.«

Natürlich sterben manche Menschen an ihrer Krankheit, die meisten Kranken werden jedoch wieder gesund. Kinder setzen oft den Tod mit körperlichen Beschwerden – sogar leichten – und mit Krankenhaus gleich. Sie denken: »Sterbe ich jetzt, weil ich Grippe habe? Was passiert, wenn ich ins Krankenhaus muß, weil mir die Mandeln entfernt werden müssen?« Machen Sie eine klare Unterscheidung zwischen einer sehr ernsten Krankheit und einer leichteren, harmlosen.

Ein Kind kann fürchterliche Angst davor haben, an der Krankheit zu sterben, die einen lieben Menschen »von uns nahm«. »Mir geht es wie Oma. Mein Herz tut mir weh.« Kinder konzentrieren sich ganz auf die körperlichen Symptome, an denen der andere Mensch starb. Sie identifizieren sich mit diesen Symptomen, übertragen sie auf sich selbst. Wir müssen immer wieder betonen: »Obwohl du und der Mensch, der gestorben ist, zur selben Familie gehören, seid ihr zwei unterschiedliche Menschen. Ich sage dir ganz ehrlich, daß du völlig gesund bist und sicher noch viele, viele Jahre leben wirst.« Man sollte Kindern in diesem Zusammenhang u. U. auch versichern, daß ihre Eltern oder andere Familienmitglieder nicht plötzlich sterben werden, daß man sie nicht im Stich lassen wird.

Das Gespräch über ein Leben nach dem Tod

»Wir dürfen nicht nur an uns selbst denken«, sagte der Vater, der seinen Sohn trösten wollte, »Gott war einsam und wollte Mama bei sich im Himmel haben.«

Der Begriff »Himmel« ist für ein Kind sehr schwer zu verstehen. »Aber Papa, wenn Mama in den Himmel geht, warum hat man sie dann in die Erde gelegt?« Manche Kinder gucken während eines Fluges aus dem Fenster, auf der Suche nach dem geliebten Menschen. Andere hoffen, daß der Regen, der vom Himmel kommt, den verlorenen Menschen zurückbringt.

Sie mögen der *Meinung* sein, daß Ihre eigenen Überzeugungen zu nüchtern für ein Kind sind, daß es tröstlicher sein könnte, religiöse Erklärungen zu benutzen, auch wenn Sie persönlich nicht dahinterstehen. Sie erfinden vielleicht eine Geschichte himmlischen Glücks, während Sie innerlich Ihrer Verzweiflung nicht Herr werden. Sie trösten Ihr Kind, indem Sie sagen: »Mama wird immer bei uns sein«, während Sie im gleichen Augenblick um jemanden trauern, der unwiederbringlich verloren ist. Kinder haben jedoch ein gewisses Gespür für solche Widersprüche und Täuschungsmanöver. Teilen Sie echte religiöse Überzeugungen mit Ihren Kindern, seien Sie aber gleichzeitig vorbereitet auf weitere Fragen zu möglicherweise simplen theologischen Begriffen. Religiöse Überzeugungen können Kindern Trost und Verstehen vermitteln, wenn sie mit der nötigen Sorgfalt vorgebracht werden.

Malen Sie jedoch kein zu schönes Bild von einem Leben nach dem Tode. Es gibt Kinder, die einen Selbstmordversuch unternommen haben, weil sie hofften, dadurch den geliebten Verstorbenen zu treffen. Indem sie sich selbt töten, wollen sie den Verlust rückgängig machen und gleichzeitig bei Gott im Paradies sein.

»Ist das nicht wunderbar! Gott hat Mark ausgewählt, ein Engel zu werden, weil Mark so unschuldig war. Gott erwählt sich nur die Besten.«

Trotz guter Absicht sind solche Feststellungen ein sehr fragwürdiger religiöser Zugang zum Verständnis vom Tod. *Sie* mögen den Satz: »Gott gibt uns und nimmt uns auch wieder«, in dem Sinne verstehen, daß Gott, der Leben ermöglicht, auch den Tod unumgänglich macht. Wenn wir jedoch behaupten, daß Gott den geliebten Menschen zu sich nimmt, »weil dieser Mensch so gut war«, oder »der Beste«, verschleiern wir damit die Tatsache, daß *alle* Menschen sterben – die guten wie die »schlechten«. Ein kleiner Junge entwickelte ein tiefes Haßgefühl gegen Gott, der ihm leichtfertig jemanden genommen hatte, den er sehr liebte. Zu sagen: »Gott nahm ihn/sie zu sich«, oder: »Gott wollte ihn/sie bei sich haben«, kann Gott als einen Feind erscheinen lassen, der rachsüchtig den geliebten Menschen tötet, weil dieser besonders wertvoll ist. So wurde der Tod eines jungen Menschen auf ähnliche Weise erklärt: »Gott liebt die Jungen und Reinen.« Das ist Unsinn! Es gibt keine kausale Beziehung zwischen einem langen Leben und Rechtschaffenheit. Gute Menschen können jung sterben, aber sie können auch sehr alt werden. Ein Mädchen geriet so aus der Fassung, daß sie anfing zu weinen: »Aber ich bin ja auch noch klein, und Gott hat mich lieb. Vielleicht bin ich die nächste, die Gott zu sich holt.« Für sie wurde Gott zu einer rachsüchtigen Gestalt, sie sah nicht mehr den Gott, der die Menschen liebt. Leiden und Tod sollte man weder mit Sünde und Bestrafung noch mit Belohnung in Verbindung bringen.

Ist es hilfreich, Tod und Schlaf zu vergleichen?

»Deine Oma ist jetzt tot; sie wird eine sehr, sehr lange Zeit schlafen.«

Es ist nur zu natürlich, eine Parallele zwischen Schlaf und Tod zu ziehen. In der *Ilias* Homers gibt es den Hinweis auf Schlaf (Hypnose) und Tod (Thanatos) als Zwillinge. In den Gebeten einiger Religionen wird eine Beziehung zwischen den beiden Worten gesehen. Es gibt Menschen, die, wenn sie morgens aufstehen, Gott dafür danken, daß er sie wieder ins Leben zurückgerufen hat. Denken Sie daher unbedingt daran, den Unterschied zwischen den beiden Worten zu erklären; andernfalls gehen Sie das Risiko ein, daß Ihre Kinder eine krankhafte Angst vorm Ins-Bett-Gehen entwickeln. Manche Kinder bemühen sich, die ganze Nacht wach zu bleiben, weil sie fürchten, daß sie nie wieder aufwachen, wenn sie einschlafen.

Hier ein bekanntes Abendgebet, das einige Kinder schon immer beunruhigt hat:

Now I lay me down to sleep.
I pray the Lord my soul to keep.
If I should die before I wake,
I pray the Lord my soul to take.

Zum Schlaf leg' ich mich nieder
und bitte dich, mein Gott,
wenn ich heut nacht sollt sterben,
nimm meine Seele zu dir.

Ein kleines Mädchen war überzeugt, daß Gott die Menschen während des Schlafs »tötet«. Ein besorgter und einfühlsamer Texter hat das Gebet nun neu formuliert, um ihm die ängstigende Wirkung zu nehmen:

Now I lay me down to sleep.
I pray the Lord Thy child to keep.
Thy love guard me through the night
And wake me with the morning light.

Zum Schlaf leg' ich mich nieder
und bitt' dich, lieber Gott,
bewahre mich in deiner Liebe
heut nacht und weck mich froh.

Tod in Verbindung mit dem Schlaf zu sehen kann zu Mißverständnissen führen. Denn wenn Opa »schläft«, müßte er doch auch wieder aufwachen. Gewisse Bestattungsinstitute haben erheblich zur allgemeinen Verdrängung des Todes beigetragen, indem sie z. B. den Raum des Hauses, in dem der Tote aufgebahrt war, einen »Schlummerraum« (Slumber Room) nennen. Sie dürfen Ihre Kinder nicht mit erfundenen Geschichten und Halbwahrheiten abspeisen. Der Großvater ist nicht für lange Zeit verreist. Er ist auch nicht eingeschlafen. Der Verlust ist real, die Trennung schmerzlich: Der Tod ist wirklich das Ende des Lebens.

Der Tod als Teil des Kreislaufs in der Natur
(Text S. 22)

Was sehen wir im Wald? Viele verwelkende Pflanzen. Sie werden bald ganz abgestorben sein. Doch gleichzeitig sehen wir viele neue Triebe. Die Natur erneuert sich ständig. Das gleiche gilt für Menschen: Leben und Sterben sind Bestandteil der menschlichen Entwicklung. Auf der Erde leben Milliarden von Menschen. Eines Tages werden wir nicht mehr leben. Alles hat eine bestimmte Lebensspanne. Unsere Körper, Bäume, Blüten, Tiere, Pflanzen. Aber es gibt immer wieder neue Menschen, Bäume, Blüten und Pflanzen in der Welt. Alles, was lebt, ist die Erneuerung von etwas, was gestorben ist; Zellen vergehen, und neue entstehen. Alles ist Teil des Zyklus der Natur: Nacht und Tag, Mondphasen, Jahreszeiten, Leben der Insekten, Saaten, Pflanzen, Tiere, Menschen.

Kinder können das Geheimnis des Todes verstehen, indem sie die Natur erforschen: ihre Vielfalt und ihre Ähnlichkeiten, ihre Abhängigkeiten und ihre Unberechenbarkeit, ihre Schönheit und ihre Häßlichkeit. Jeden Tag ändert sich etwas, jeden Tag wächst etwas: Aus einer Larve wird ein Schmetterling, aus einem Ei eine Kaulquappe und dann ein Frosch. Neue Blätter ersetzen alte, die abgestorben sind. Ein lebender Baum bringt Samen hervor, damit das Leben weitergeht. Das Kind beginnt zu begreifen, daß der Tod Teil des Lebens ist, wenn es sich körperlich von der Mutter löst; die Ablösung ist traurig und schmerzvoll, jedoch ein wesentlicher Teil des Lebens und der Natur. »Ein jegliches hat seine Zeit und alles Vorhaben unter dem Himmel hat seine Stunde; geboren werden hat seine Zeit, sterben hat seine Zeit; pflanzen hat seine Zeit, ausreißen, was gepflanzt ist, hat seine Zeit« (Prediger 3,1 und 2).

Seien Sie sich klar über Ihre Grenzen

»Meine Kinder blicken zu mir auf und respektieren mich. Wie könnte ich sie enttäuschen und ihnen sagen, daß auch mich der Tod ihrer Tante durcheinandergebracht hat?«

Sie werden nicht in der Achtung ihrer Kinder sinken, wenn Sie offen zugeben, daß Sie nicht auf alle Fragen eine Antwort haben. Daß Sie nicht allwissend sind, haben Ihre Kinder wahrscheinlich schon vor langer Zeit gemerkt. Erwachsene sind *nicht* allmächtig und allwissend. Sie beweisen Reife, wenn Sie ehrlich Ihre Unsicherheit zugeben. Es ist wesentlich heilsamer für Sie und Ihre Kinder, wenn Sie sich gegenseitig zu Hilfe kommen, als wenn Sie versuchen, die elterliche Autorität mit Halbwahrheiten und Ausweichmanövern aufrechtzuerhalten.

Nehmen Sie keine belehrende Haltung ein; lassen Sie Türen für Fragen und weitere Gespräche offen. Einem Kind, das sich mit der ganzen Problematik des Todes beschäftigt, können Sie vielleicht mit folgender Äußerung helfen: »Menschen haben ganz unterschiedliche Vorstellungen vom Tod. Keiner hat eine endgültige Antwort. Was meinst du dazu...«

Ihre Kinder werden Sie herausfordern, Ihnen aber auch helfen. Während Sie sich bemühen, Antworten für Ihre Kinder zu finden, werden Sie vielleicht auch Erklärungen für sich selbst finden. Die ehrlichen und offenen Zweifel, die Ihre Kinder haben, können Sie zwingen, sich mit Ihren eigenen Gedanken auseinanderzusetzen.

Ein kluger Mensch sagte einmal: »Ich habe einige passende Antworten. Aber verstehst du wirklich die eigentliche Frage?«

Es gibt nicht auf jede Frage eine endgültige Antwort. Ungelöste Probleme sind Teil eines jeden Lebens.

Verständnis für die Gefühle ihrer Kinder

Verdrängung (Text S. 20)

In den Zeitungen in den USA wurde folgendes berichtet: Als John, der Sohn von Präsident Kennedy, nach dem Tod seines Vaters ins Weiße Haus zurückkam und die frühere Sekretärin seines Vaters traf, sah er sie an und fragte: »Wann kommt mein Vater zurück?«

Das Geschehene nicht wahrhaben zu wollen ist eine natürliche Reaktion auf einen Verlust und kann unterschiedliche Formen annehmen. Noch unter Schock stehend, sagt der Überlebende: »Nein, das ist nicht wahr. Das ist nur ein schrecklicher Traum.« Ein anderer spricht über den Verstorbenen in der Gegenwart statt in der Vergangenheit. Das Zimmer des geliebten Menschen wird unberührt gelassen, in Erwartung seiner Rückkehr.
Dieses Verhalten wird noch durch Schweigen und Geheimhalten auf seiten der Erwachsenen verstärkt. Erwachsene schirmen ein Kind oft vor der grausamen Realität ab und hoffen durch ein solches Verhalten, sich selbst wie auch ihre Kinder vor dem Schmerz des Verlustes zu bewahren. In dem Buch »A Death in the Family« (deutsch: »Ein Tod in der Familie«) von James Agee spürt das Kind, Rufus, daß seine Eltern nicht bereit sind, über das Geschehene zu sprechen:

Wenn du mehr über alles erfahren möchtest (und ihre Augen flackerten noch nervöser – vor Unsicherheit), mußt du mich fragen. Frag mich nur, und ich erzähle dir dann alles, weil du das wirklich wissen solltest. »Wie wurde er verletzt?« wollte Rufus fragen, aber er sah in ihren Augen, daß sie das, was sie gesagt hatte, nicht wirklich meinte. Und jetzt wollte er nicht mehr fragen, weil er Angst hatte. Er nickte nur, um ihr zu zeigen, daß er sie verstand.

Eltern prägen die Einstellung ihrer Kinder zum Tod. Es ist verständlich, wenn man junge Menschen vor Schmerz und Trauer beschützen möchte. Sie als Eltern wissen jedoch, daß, ebenso wie Sie sich vor dem Leben nicht schützen können, Sie auch Ihre Kinder nicht vor dem Tod schützen können. Traumatische Erfahrungen gehören sowohl zur Kindheit als auch zum Erwachsenenalter.

Für junge Menschen ist es oft besonders schwierig, der Realität ins Auge zu blicken. Ich wurde vor einiger Zeit in eine Familie gerufen, wo gerade der Vater eines kleinen Mädchens gestorben war. Als die Tochter nach Hause kam, erfuhr sie die traurige Nachricht. Sie bemerkte beiläufig: »Oh, er ist gestorben.« Dann, nach einer kurzen Pause, fragte sie: »Kann ich jetzt nach draußen gehen und spielen?« Damals hielt ich die Reaktion des Mädchens für lieblos und fragte mich: »Hat sie ihren Vater gar nicht richtig liebgehabt?«

Erst später wurde mir bewußt, daß die Tatsache des Todes den Hinterbliebenen erst allmählich in seiner vollen Realität klar wird. Die schwierigste Zeit für die Hinterbliebenen – gleich welchen Alters – ist nicht der Augenblick unmittelbar nach dem Tod des geliebten Menschen – eine Zeit, in der sie von Familie und Freunden umgeben sind. oft vergehen Monate oder sogar Jahre, bevor ihnen plötzlich mit aller Härte klar wird, daß sie allein sind. Kinder trauern oft über einen längeren Zeitraum als Erwachsene, auch wenn sie anfangs kaum betroffen zu sein scheinen, weil sie die volle Wirklichkeit des Geschehenen noch nicht begriffen haben.

Kinder wirken oft ungerührt: Sie bauen eine Abwehrhaltung auf, indem sie so tun, als ob nichts geschehen sei. Die Mutter ist erleichtert: »Kann ich nicht froh sein!? Ich bin sicher, daß sie ihren Vater vermißt, aber es scheint sie nicht besonders zu beschäftigen.« Ein solches Verhalten des Kindes kann auch anzeigen, daß der Verlust zu groß ist, um ihn zu akzeptieren, und daß das Kind sich insgeheim einredet, daß der geliebte Vater noch lebt.

Wenn Sie und Ihre Kinder Augenblicke der Verdrängung durchmachen, muß das nicht ein Anzeichen für eine anomale Trauerhaltung sein. Ihr Schmerz ist lediglich für einige Zeit vergessen. Und dann auf einmal bricht er mit unverminderter Kraft erneut auf. Das zeitweise Vergessen ermöglicht es einem Menschen, die zerstörerischen, tief einschneidenden, deprimierenden Aspekte des Todes beiseite zu lassen und sich auf die tagtäglichen Aufgaben des Lebens zu konzentrieren.

Schmerz (Text S. 24)

»Nachdem ihre Freundin gestorben war, hat mich das Verhalten meiner Tochter wirklich überrascht. Sie ist noch so jung, und doch schien das traurige Ereignis sie stärker zu treffen, als es bei den meisten Erwachsenen der Fall war.«

Trauer ist auch ein Ausdruck von Liebe. Trauern ist eine angemessene Gefühlsregung für Menschen aller Altersstufen. Kindern sind Gefühle der Traurigkeit nicht fremd – sie wissen, was es heißt, wütend, traurig, einsam zu sein, sich schuldig zu fühlen, Angst zu haben.

Der Prozeß des Trauerns vollzieht sich bei Kindern oft in drei Stufen. Die erste Reaktion ist Protest: Sie wollen nicht glauben, daß der Mensch tot ist, und sie versuchen, oft voller Zorn, ihn oder sie zurückzubekommen. Dann folgen Schmerz, Verzweiflung, Verwirrung, wenn Kinder allmählich die Tatsache, daß

der geliebte Mensch wirklich tot ist, akzeptieren. Schließlich tritt ein Zustand der Hoffnung ein: Sie fassen ihr Leben neu an und lernen, ohne den Verstorbenen zu leben.
Die Reaktionen der Kinder auf Schmerz sind unterschiedlich und hängen von ihrer Vorstellung des Todes ab, von ihrem jeweiligen Entwicklungsstand und der Art und Weise, welche Beziehung sie zu dem/der Verstorbenen hatten. Manche Kinder erwähnen den Verstorbenen überhaupt nicht, andere sprechen über nichts anderes.
Einige Kinder sprechen vom Tod, wenn niemand mehr damit rechnet – Monate oder sogar Jahre, nachdem der betreffende Mensch gestorben ist. Manche Kinder weinen hysterisch; andere bleiben äußerlich teilnahmslos und zeigen keinerlei Regungen; es gibt Kinder, die plötzlich in Lachen ausbrechen. Einige loben den Verstorbenen überschwenglich; für sie war er/sie der wunderbarste Mensch in der ganzen Welt. Andere hassen den Verstorbenen, weil er sie einfach allein zurückgelassen hat. Einige fühlen sich selbst für den Tod verantwortlich; andere projizieren ihren Schmerz auf Gott, den Arzt oder den Pfarrer/Priester, das Beerdigungsinstitut oder auf Mitglieder der Familie. Die Verzweiflung der Kinder wechselt oft mit Phasen von Sorglosigkeit ab; Kinder schwanken zwischen Traurigkeit und ausgelassener Freude. Die Reaktionen sind ganz unterschiedlich und widersprüchlich, oft unvorhersehbar.
Wir sollten Kindern ihr Recht zu trauern nicht vorenthalten. Sie sollten Kummer und Leid ebenso zeigen dürfen wie Freude und Glück. Jeder Mensch sollte die Möglichkeit haben, das Ende des Lebens auf seine Weise zu beklagen.

Weinen (Text S. 24)

»Zeig, wie erwachsen du bist. Sei tapfer. Weine nicht.«

Aber Weinen ist eine natürliche Regung. Das Neugeborene tritt schreiend ins Leben, weil es mehr Sauerstoff benötigt. In der frühen Kindheit drückt das Kind mit Tränen seine Bedürfnisse, seine Schmerzen, sein Unwohlsein aus. Selbst dann, wenn Kinder ihre Wünsche verbal ausdrücken können, weinen sie, um schmerzliche Regungen auszudrücken. Mit Tränen können Menschen ihre Zuneigung und Liebe für diejenigen zeigen, die gestorben, aber nicht vergessen sind. Weinen hilft, den Schmerz zu lindern; mit Tränen drücken wir die tiefe Verzweiflung aus, die uns dann befällt, wenn wir langsam erkennen, daß der Tod nicht nur ein böser Traum ist.

Haben Sie keine Angst, Tränen hervorzurufen. Tränen sind ein Sicherheitsventil. oft erwähnen Menschen in einer Unterhaltung den erlittenen Verlust bewußt nicht. Sie befürchten, daß die anderen in Tränen ausbrechen könnten. Sie verstehen nicht, daß es ganz natürlich und hilfreich ist, Schmerz auszudrücken.

Wir sollten Kinder niemals davon abhalten, in solchen Situationen zu weinen. Warum sollte es ihnen nicht erlaubt sein, ihre inneren Gefühle auszudrücken? Sie haben den Menschen, der gestorben ist, geliebt. Sie vermissen ihn. Und auch sie müssen ihren schmerzlichen Gefühlen Luft machen können.

Nur ein ahnungsloser Erwachsener würde von Kindern, die einen Verlust erlitten haben und ganz teilnahmslos sind, sagen: »Die Kinder tragen es mit soviel Fassung. Sie weinen überhaupt nicht.« Die alte Ermunterung: »Sei tapfer!« verleitet Kinder nur dazu, ihre wahren Gefühle zu unterdrücken und ihren Verlust herunterzuspielen. Bei Kindern, die jetzt gefaßt ihren Schmerz unterdrücken, kann sich zu einem späteren Zeitpunkt der aufgestaute Schmerz explosionsartig entladen, was dann für ihr inneres

Gleichgewicht wesentlich schädlicher ist.
Denken Sie nicht, daß Sie versagt haben, wenn Sie in Gegenwart Ihrer Kinder weinen. Das Gegenteil ist der Fall. Wenn Sie weinen, zeigen Sie dadurch, daß auch Sie nur menschlich sind und Ihren Gefühlen Ausdruck verleihen müssen. Es ist viel richtiger, zu sagen: »Ich habe auch geweint«, anstatt: »Es ist schon gut, du brauchst nicht zu weinen.« Einige der ergreifendsten Erfahrungen, die ich je gemacht habe, sind Eltern und Kinder, die gemeinsam weinen und die den Trennungsschmerz gemeinsam tragen. In unserer Gesellschaft scheinen Tränen ein spezifisch weibliches Merkmal zu sein. Das beginnt schon dann, wenn der kleine Junge von der Schaukel fällt, seinen Kopf stößt und vor Schreck und Schmerzen anfängt zu weinen. Die Mutter oder der Vater kommen schnell hinzu, heben den Kleinen auf und beruhigen ihn: »Sei still, große Jungen weinen nicht.« Tatsache ist aber, daß alle Menschen, ob groß oder klein, Mann oder Frau, Junge oder Mädchen, sich einfach besser fühlen, wenn sie ausgiebig geweint haben.
Sie sollten zwar Ihrem Kind nicht die Möglichkeit zu weinen nehmen, andererseits sollten Sie Ihr Kind aber auch nicht dazu drängen, Empfindungen zu zeigen, die nicht echt sind. Kinder sollten nicht emotional unter Druck gesetzt werden, sich auf irgendeine bestimmte Art und Weise zu verhalten, z.B. ruhig zu sein, wenn sie lieber herumrennen möchten. Jedes Kind reagiert unterschiedlich. Einige Kinder haben das Bedürfnis, ausgiebig zu weinen; anderen reicht es, ein paar Tränen zu vergießen. Es gibt andere Kinder, die gar nicht weinen, weil der Verstorbene weit entfernt gewohnt hat und kaum Einfluß auf das Leben des Kindes nahm. Kinder kommen sich verwirrt und heuchlerisch vor, wenn sie Gefühle zeigen sollen, die sie nicht wirklich empfinden. Es gibt andere Möglichkeiten, Emotionen auszudrücken, als Tränen. Geben Sie Ihrem Kind die Chance, sich seinen Empfindungen entsprechend zu verhalten.

Wut (Text S. 26/28)

»Manchmal hasse ich meine Schwester dafür, daß sie gestorben ist. Alles ist anders als vorher. Sie hat alles kaputtgemacht.«

Aus der Verdrängung »Nein, ich nicht« kann bei Kindern die zornige Frage des »Warum ich?« entstehen. Die Hinterbliebenen sind oft verbittert und grollen gegenüber dem ihnen zugestoßenen Schicksalsschlag. Sie sind gereizt, und es ist schwierig, mit ihnen zurechtzukommen. Hilflosigkeit geht über in ein Gefühl der Verbitterung.

Die Wut richtet sich meist zuerst gegen diejenigen, die man für das eigene Leiden verantwortlich macht. Es ist natürlich, daß wir uns an den Menschen rächen wollen, die uns verletzt haben. Dieses Bedürfnis, feindseligen Gefühlen Luft zu machen, tolerieren wir bei Erwachsenen, oft jedoch nicht bei Kindern.

Reagieren Sie nicht auf die Wut Ihrer Kinder, indem Sie Strafen androhen. Das schreckliche Geschehen und oft hinzukommende Schuldgefühle sind für sie bereits eine erhebliche Belastung. Statt dessen sollten Sie ihnen mit Geduld und Rücksicht begegnen. hören Sie zu, wenn die Kinder über ihre Ängste und ihre Verbitterung sprechen. Wenn Sie Ihrem Kind vorhalten: »Wie kannst du nur so über deine arme, tote Schwester reden!«, führen Sie damit das Gespräch zu einem vorschnellen und für beide unbefriedigenden Ende.

Werfen Sie Ihren Kindern nie ihre Gefühle vor und sagen Sie ihnen nicht, daß sie nur gute Gedanken über den verstorbenen Menschen haben sollen. Wenn Sie und Ihr Kind unfähig sind, auch weniger angenehme Erinnerungen an den Verstorbenen zu äußern, haben Sie wahrscheinlich die Realität des Todes noch nicht völlig akzeptiert.

Das Ressentiment ist ein wesentlicher Bestandteil des Trauervorgangs und hilft dabei, Angst und Frustration über den Verlust eines geliebten Menschen auszudrücken. Ärger zu unterdrücken verursacht nur unerträgliche Anspannungen und führt zu Depressionen.

Schuldgefühle (Text S. 24/26)

Eine Mutter schimpfte mit ihrem Sohn: »Dein Zimmer sieht ja wie ein Schweinestall aus. Du machst mich noch tot damit.« Die Mutter starb kurz darauf. Der Junge hatte furchtbare Schuldgefühle, weil er glaubte, daß seine Unordnung den Tod der Mutter verursacht hatte.

Gewisse Schuldgefühle tauchen fast immer auf, wenn jemand stirbt, der uns nahesteht. Es ist menschlich, daß wir uns für Versäumnisse in der Vergangenheit verantwortlich fühlen. Erwachsene, die alles in ihrer Macht Stehende tun, um einen geliebten Menschen glücklich zu machen, werden immer meinen, sie hätten mehr tun müssen. nach einem Flugzeugabsturz wurde ein Mann von Vorwürfen gequält, weil er sich kurz vor dem Tod seiner Frau mit ihr gestritten hatte. Sich selbst die Schuld zuzuweisen ist ein Versuch, die Uhr zurückzudrehen, schlechte Taten und Worte, für die sich der Überlebende jetzt schuldig fühlt, ungeschehen zu machen, um so den Verlust auf magische Weise ungeschehen zu machen.

Schuldgefühle können sich in unterschiedlicher Weise manifestieren. Sie können auf einen anderen Menschen projiziert werden und sich durch eine aggressive und feindselige Haltung zeigen: »Papa, warum hast du den Krankenwagen nicht rechtzeitig bestellt? Mama wäre dann jetzt noch lebendig!« Indem Kinder in dieser Weise ihre Schuldgefühle auf eine andere Person projizieren, sprechen sie sich von der eigenen Verantwortung frei. Schuldgefühle richten sich nach innen und verursachen Depressionen. In einer solchen Situation können Kinder sich beispielsweise nicht auf die Schule konzentrieren. Das Gefühl, versagt zu haben, kann so überwältigend werden, daß sie unfähig sind, mit anderen Kindern zu spielen. Manche können nicht schlafen oder haben immer wiederkehrende Alpträume. Ein ungelöster Schmerz kann sich auf unterschiedliche Weise zeigen: Verschlossenheit, Nachlässigkeit, äußerste Reizbarkeit, Selbstmitleid und trotziges Verhalten.

Kinder haben eher Schuldgefühle als Erwachsene. Ihrer Erfahrung zufolge passieren unangenehme Dinge, wenn sie unartig sind. Wenn Ihr Sohn in der Schule gute Zeugnisse bekommt, wird er belohnt. Wenn er dagegen seine Schwester schlägt, wird er u.U. mit Fernsehentzug bestraft. Das »Imstichgelassenwerden« durch einen geliebten Menschen muß daher die Strafe für eine böse Tat sein. Das Kind sucht nach der »bösen Tat«, für die es jetzt bestraft wird. Erwachsene machen ähnliche Erfahrungen. Jedem Geistlichen ist nach einem Todesfall schon einmal die Frage gestellt worden: »Warum werde ich bestraft?«

Vom gesunden Menschenverstand aus betrachtet, erscheinen die Schuldgefühle eines Kindes dem Erwachsenen oft unvernünftig. Heftige Schuldgefühle sind jedoch überaus quälend, auch wenn sie von einer Fehleinschätzung der Realität herrühren. Einem Mädchen wurde erklärt, es müsse richtig essen, um weiterzuleben. Da die Kleine an dem Morgen, als der Vater starb, ihr Müsli nicht gegessen hatte, schloß sie daraus, daß sie für seinen Tod verantwortlich sein müßte.

Eltern können unabsichtlich dadurch Schuldgefühle bei ihren Kindern hervorrufen, daß sie Fakten nicht erklären oder Geschichten erfinden. Ein Student erinnert sich, daß er als Schüler nach Hause zurückkam und ihm erklärt wurde, daß seine ältere Schwester »weggegangen war und nicht wiederkommen würde«. »Wohin ist sie gegangen? Was ist passiert?« fragte er. »Stell nicht so viele Fragen«, war die einzige Antwort. Jahrelang mach-

te er sich Vorwürfe, weil er überzeugt war, etwas Schreckliches getan zu haben, was ihr Verschwinden verursacht hatte. Er konnte sich erst von seinen Schuldgefühlen lösen, als er an der Universität ein Seminar über Sterben, Tod und Trauer belegte.
Junge Menschen glauben oft an magische Kräfte, daß, wie es heißt »Wünsche wahr werden können«. Ein Mädchen, verärgert über den Freund, dachte: »Ich hasse ihn. Wenn er bloß sterben würde.« Als dieser Freund dann wirklich starb, fühlte sie sich für den Tod verantwortlich.
Die Lebenden können sich aus dem einfachen Grund schuldig fühlen, weil sie noch leben. Dieses ist als »Überlebensschuld« bezeichnet worden. Sie fühlen sich dafür bestraft, daß sie in Gedanken gewünscht hatten, eine schwerkranke Person würde bald sterben. Über unheilbar sterbenskranke Menschen denken wir oft – oder sprechen es auch aus: »Es ist wirklich genug. Sie leidet so schrecklich. Es wäre besser, sie würde schnell und friedlich sterben.« Dann, nach dem Tod, fühlen wir uns schuldbeladen, weil wir den Wunsch hatten, der betreffende Mensch möge mit Würde und ohne Schmerzen sterben.
Geben Sie Ihren Kindern zu verstehen, daß nichts, was sie taten, sagten oder dachten, irgend etwas mit dem Todesfall zu tun hatte: Eventuell müssen Sie dies noch besonders betonen, indem Sie sagen: »Sicher bist du gelegentlich unartig gewesen. Aber durch nichts, was du gesagt oder getan hast, kann jemand sterben.«

Erinnerungen an die Vergangenheit (Text S. 31)

»Ich kann kaum darauf warten, aus dem Haus auszuziehen. Jeder Raum erinnert mich an mein Kind. Es ist für uns alle besser, wenn wir so weit wie möglich wegziehen.«

Der Wunsch, einfach wegzulaufen, ist verständlich. Ihr Herz ist schwer bei dem Gedanken, daß die Vergangenheit unwiderruflich verloren ist. Dann wird Ihnen klar, daß es kein Entkommen gibt. Sie können und sollten Ihre Erinnerungen nicht verleugnen. Fragen Sie sich: »Warum sollte ich vergessen?« Obwohl wir im Heute leben und an das Morgen denken, sollten wir doch das Gestern nicht ausschließen. Die Vergangenheit ist immer gegenwärtig und macht uns zu dem, was wir sind. Es gibt keine Liebe ohne Verlust, keine Freude ohne Leid.

Treffen Sie keine abrupten, endgültigen Entscheidungen. Zu viele Menschen haben die Sicherheit einer vertrauten Umgebung hinter sich gelassen, nur um dann festzustellen, daß die Probleme eher zu- als abnahmen. Insbesondere Kinder brauchen die Verwurzelung in der Nachbarschaft, die Beziehung zu langjährigen Spielkameraden. Beides darf nicht plötzlich abreißen. Versuchen Sie nicht, das Andenken an einen geliebten Menschen auszulöschen. Bilder sind hilfreich, wenn es um das Erinnern geht. Kinder umgeben sich gern mit greifbaren Gegenständen. Sie lieben Erinnerungsstücke. Ein Mädchen war so glücklich, den Handspiegel ihrer verstorbenen Großmutter zu besitzen, daß er für das spätere Leben einer ihrer kostbarsten Schätze wurde.

Manche Menschen sind der irrigen Ansicht, daß es besonders hilfreich sei, wenn sie über jedes nur erdenkliche Thema sprechen, den *Todesfall* aber nicht erwähnen. Verstärken Sie die, wie Sigmund Freud es nannte, »Bande der Loslösung«, d.h., rufen Sie und Ihr Kind sich die angenehmen, aber auch die unangenehmen Erinnerungen ins Gedächtnis zurück. Wenn Sie dann die einzelnen gemeinsamen Erlebnisse durchgehen, werden Sie mit Wehmut feststellen, daß diese nie wiederholt werden können. Der sich dadurch einstellende Schmerz wird jedoch dazu beitragen, daß sich die emotionalen Bindungen an den Verstorbenen langsam lösen.

Hören Sie sorgfältig auf das, was Ihre Kinder wirklich sagen. Wenn Sie z.B. Ihren Freunden erzählen, daß Sie eine Wette im Pferderennen gewonnen haben und diese lediglich erwidern: »Na und?«, denken Sie zu Recht, daß Sie Ihren Freunden ziemlich gleichgültig sind. Das gleiche gilt, wenn ein Hinterbliebener sagt: »Ich fühle mich wirklich schuldig: ich hätte netter und mitfühlender sein müssen«, und alles, was Sie dazu sagen, ist: »Denk einfach nicht daran und sprich nicht darüber.« Versuchen Sie, »mit einem dritten Ohr« zuzuhören. Konzentrieren Sie sich nicht nur auf das, *was* gesagt wird, sondern versuchen Sie auch zu verstehen, was möglicherweise dahintersteht. Versuchen Sie zu verstehen, was Ihre Kinder ausdrücken müssen und was sie wissen möchten.

Anzeichen dafür, daß Ihre Kinder die Phase des Schmerzes und der Trauer durchmachen, ist die schmerzliche Anerkennung der Realität des Todes, die Anpassung ihres Lebens an neue Gegebenheiten sowie die Wiederaufnahme alltäglicher Beziehungen und Tätigkeiten. Während dieser schwierigen Zeit sind sie auf Ihre Liebe und Unterstützung angewiesen, nicht nur in Worten, sondern auch in Form Ihrer körperlichen Nähe.

Verbergen Sie Ihre eigenen Gefühle nicht
(Text S. 28/29)

»Als mein Mann starb, habe ich mich sehr zusammengenommen. Man weint einfach nicht vor den Augen der eigenen Kinder.«

Als Geistlicher meinte auch ich immer, Haltung zeigen zu müssen. Meine Aufgabe war es, andere zu trösten, so dachte ich jedenfalls. »Wie sähe das aus, wenn ich auf einmal Schwäche und Verzweiflung zeigen würde?«
Dies war viele Jahre lang meine Überzeugung. Mir war gar nicht klar, daß das, was ich als »Schwäche« auslegte, in Wirklichkeit menschlich war. Da ich über dreißig Jahre in derselben Gemeinde tätig war, hatte ich zu vielen Gemeindemitgliedern eine starke gefühlsmäßige Bindung. Ich versuche nun nicht mehr, gefaßt zu sein und meine Gefühle zu unterdrücken. Es kommt vor, daß ich gemeinsam mit den Menschen, die ich tröste, weine – denn auch ich habe den Verstorbenen geliebt. Dadurch daß ich meine Gefühle offen gezeigt habe, bin ich nicht in der Achtung der Überlebenden gesunken. Im Gegenteil: Mehr als einmal hörte ich, wie jemand sagte: »Wenn Sie Tränen vergießen können, warum sollte ich es dann nicht dürfen?« Wenn es heilsam ist, nach einem Verlust zu trauern, warum sollte das nicht auch für verschiedene professionelle Berufsgruppen gelten, für Ärzte, Krankenschwestern, Sozialarbeiter, Geistliche, Angestellte von Beerdigungsinstituten? Dies gilt auch für Sie: Ehrlich empfundene Gefühle *dürfen* ausgedrückt werden.
Wenn Sie trauern, geben Sie damit gleichzeitig Ihren Kindern ein Beispiel. Die Kinder sehen, daß es erlaubt ist, Gefühle offen auszudrücken.
Wenn Sie keine Trauer zeigen, könnten Ihre Kinder das als einen Mangel an Gefühl auslegen: »Mama weint nicht einmal. Vielleicht hat sie Papa gar nicht richtig liebgehabt« – oder: »Mama

ist in der letzten Zeit so gereizt. Sie ärgert sich wohl über mich.«
Es ist hilfreich, wenn wir unsere Gefühle beim Namen nennen: »Ich bin »WÜTEND... TRAURIG... VERLETZT.«
Dadurch daß man Gefühle unterdrückt, verschwinden sie nicht. Die Verdrängung verlagert lediglich das Leiden nach innen; und es wird sich später in anderer Form und in unerwünschten Reaktionen äußern. Fühlen Sie sich nicht tatsächlich besser, wenn Sie Ihre Gedanken aussprechen? »Weißt du, daß ich auch voller Sorgen bin?« Schmerz wird verarbeitet, wenn beide, Kind und Eltern, ihre bedrückenden Gefühle verstehen und einander offenbaren.

Was passiert mit dem/der Verstorbenen

Die Beerdigungsfeierlichkeiten

»Selbstverständlich sollten unsere Kinder nicht an der Beerdigung teilnehmen; sie sind viel zu jung.«

Die Beerdigung ist ein Ritus der Trennung – der schlimme Traum ist in der Tat real. Der Sarg verdeutlicht den Abschied. Die bisherige Verdrängung wird durch das Akzeptieren der Realität abgelöst. Hier ist die Möglichkeit, sich zu verabschieden. Der Mensch, der gestorben ist, ist nicht länger Teil der vertrauten Umgebung.

Ja, eine Beerdigung ist traurig. Traurigkeit ist jedoch ein fester Bestandteil des Lebens. Nicht die Verdrängung der Katastrophe, sondern ihre freimütige Anerkennung, ist ein Zeichen seelischer Stärke.

Kindern kann und sollte man nicht das Wissen über den Tod ersparen. Wenn innerhalb der Familie oder im nahen Verwandten- oder Freundeskreis ein Todesfall eintritt, kann man auch mit noch soviel Vorsicht und Geheimhalten nicht vor den Kindern verbergen, daß etwas Entscheidendes und Bedrohliches passiert ist. Die Kinder werden zwangsläufig von der Atmosphäre des Schmerzes und bedrückender Feierlichkeit berührt werden. Die Gefühlsregungen, die Kinder anläßlich eines Todesfalls in der Familie haben – Kummer und Einsamkeit, Wut und Ablehnung, Schuldgefühle, Angst vor der Zukunft und die Überzeugung, daß nichts mehr sicher und festgefügt ist –, können in erheblichem Maße gelindert werden, wenn sie wissen, was vor sich geht, und nicht denken, daß ihnen etwas verheimlicht wird.

Sie mögen fragen: »Halten Sie es für richtig, daß die Kinder bei der Beerdigung dabei sind? Sie haben sie sehr geliebt. Ich fürchte jedoch, daß es sie sehr belasten wird, wenn sie daran teilnehmen. Wäre es nicht besser, sie blieben am Tag der Beerdigung bei einem Freund?«

Sie werden vielleicht eine positive Antwort erwarten, denn Sie haben ja nur gute Absichten, wenn Sie Ihr Kind vor solchen traumatischen Erfahrungen bewahren wollen. Erfahrene Pädagogen sind jedoch zu der Erkenntnis gekommen, daß es nicht nur angebracht ist, die Kinder am Begräbnis teilnehmen zu lassen, sondern daß ihnen, wenn sie alt genug sind, zur Kirche zu gehen, und verstehen, was dort geschieht, die Möglichkeit gegeben werden sollte, an der Abschiedszeremonie für den geliebten Menschen *teilzunehmen.*

Leider projizieren viele Erwachsene ihre eigenen ungelösten Probleme auf die Kinder. Für Kinder muß eine Beerdigung nicht unbedingt fremdartig oder bedrohlich sein. Ein Kind akzeptiert die Beerdigungszeremonie als eine Art und Weise, Respekt zu zeigen.

Der Tod ist ihm schließlich nichts Fremdes. In der Schule beerdigen Schüler gemeinsam einen Hamster. Im Fernsehen sind sie Zeuge der Begräbnisse von bekannten Persönlichkeiten. Kinder lieben festliche Anlässe. Was ist ein Begräbnis anderes als eine Familienzeremonie?

Die Bedeutung der Beerdigungszeremonie wird eindrücklich in dem französischen Film »Verbotene Spiele« porträtiert. Die Eltern eines Mädchens werden in einem Luftangriff getötet. Danach bringt es dem Kind Trost, fortlaufend das »Beerdigungsspiel« zu spielen: Das Mädchen begräbt ein totes Tier in einer feierlichen Zeremonie mit Sarg und Blumen. Ihr Spiel hilft ihr, den Schock, den ihr der Tod der Eltern versetzt hat, noch einmal zu durchleben, zu verarbeiten und schließlich zu überwinden.

Wenn die Möglichkeit, sich zu verabschieden, nicht gegeben ist, schadet das oft selbst älteren Kindern. Es kann vorkommen, daß abwesende Kinder für das Begräbnis eines Elternteils, des Großvaters oder der Großmutter nicht benachrichtigt werden können. Ich habe wiederholt festgestellt, daß diese jungen Menschen, wenn sie schließlich nach Hause zurückkehren, die Realität des Todes verdrängen. Sie hatten keine Möglichkeit, sich zu verabschieden. Daher würde ich immer empfehlen, daß ältere Kinder zu einem privaten Abschiedsgottesdienst am Grab des Verstorbenen auf den Friedhof kommen. Nicht durchlebte Trauer führt zu psychischen Störungen. Therapeuten sind der Ansicht, daß Trauerzeremonien verborgene und ungelöste Schmerzprobleme lösen helfen.

Sie müssen nicht warten, bis ein Todesfall wirklich eintritt, sondern können bereits vorher die Bedeutung einer Beerdigung erklären. Es besteht z.B. die Möglichkeit, den Direktor eines Beerdigungsinstituts einzuladen, um zu erklären, wie eine Beerdigungszeremonie begangen werden *kann.* (Ich betone das Wort *kann*, weil selbstverständlich jede Beerdigung unterschiedlich ist, je nach den Bedürfnissen der jeweiligen Familienmitglieder.) Erklären Sie die Bedeutung des Begräbnisses und wie es Menschen auf unterschiedliche Art und Weise berührt. Für religiöse Menschen bedeutet es das Teilhaben an gemeinsamen geistlichen Werten. In jedem Fall ist ein Begräbnis jedoch mehr als ein religiöses Ereignis; es ist mehr als die Beerdigung des Leichnams, mit den jeweiligen, praktischen gesetzmäßigen Implikationen. Bei einer Beerdigung kommt der Aspekt der Stärke und Geborgenheit, die eine Gemeinde vermitteln kann, zum Ausdruck. Sie sind nicht allein: Leid verbindet Welten. Andere stehen Ihnen in Ihrem Zustand des Schocks, der Schuldgefühle, des Schmerzes zur Seite; andere begleiten Sie auf Ihrem Weg durch das Tal der Schatten. Ein Ihnen nahestehender, geliebter Mensch ist gestorben, Freunde und Familie jedoch bleiben Ihnen erhalten.

Sprechen Sie mit Ihren Kindern darüber, was sie während der

Beerdigung erwartet. Erklären Sie ihnen, wo sie stattfinden wird. Der Geistliche verliest Gebete. Vielleicht spricht er über die Beziehung des Verstorbenen zu uns. Dinge, die für den Verstorbenen von Bedeutung waren, kommen in Wort, Lied und Ritualen zum Ausdruck. Weisen Sie darauf hin, daß dies eine stärkende und zusammenführende Erfahrung für die ganze Familie sein kann.

Einige, die an der Beerdigung teilnehmen, weinen. Aber – wie wir bereits betonten – was ist daran falsch? Es ist vollkommen in Ordnung zu weinen. Mit Tränen drücken wir aus, wie sehr uns der Verstorbene fehlt und wie gern wir ihn/sie wieder bei uns hätten. Der Sinn einer Beerdigung ist es, jedem die Möglichkeit zu geben, Schmerz auszudrücken.

Wenn Ihre Kinder über den Ablauf der Beerdigung Bescheid wissen, können sie die Ereignisse »gelassen« verfolgen. Es ist besser für sie, *ein*geschlossen als *aus*geschlosssen zu sein. Sie leiden weniger, wenn sie bei der Beerdigung anwesend sind, als wenn sie mit Phantasievorstellungen leben, die ihrer ausgeprägten Vorstellungskraft entspringen.

Es ist schwer zu entscheiden, ob Kinder ermutigt werden sollten, an einer Beerdigung teilzunehmen. Kleine Kinder werden vielleicht den Gottesdienst stören. Erwachsene, die kleine Kinder bei sich haben, sollten am Gang sitzen, damit sie, falls erforderlich, die Kirche schnell verlassen können. Älteren Kindern sollte man die Entscheidung überlassen, ob sie teilnehmen wollen oder nicht.

Sehr oft treffen die Eltern unbewußt die Entscheidung für die Kinder, wenn sie sagen: »Du möchtest doch nicht mitkommen, oder?« Hierbei ist nicht nur wichtig, *was* gesagt, sondern auch, *wie* es gesagt wird. Wenn die Kinder genauer erfahren, was sie bei der Beerdigung erwartet, können sie oft ihre Meinung wiederholt ändern. Wenn die Kinder sich dafür entscheiden, nicht teilzunehmen, sollten Sie keinen Druck auf sie ausüben. Sie können selbstverständlich vorschlagen, zu einem späteren Zeitpunkt gemeinsam mit den Kindern das Grab auf dem Friedhof zu besuchen.

Entscheiden Sie nicht eigenmächtig, Ihre Kinder zu Freunden oder Verwandten zu schicken. Sie könnten dies als Verlassenwerden oder Ablehnung auslegen. Lassen Sie Ihre Kinder wissen, daß Sie sie gern bei sich hätten, sofern sie es wünschen. Die Anwesenheit Ihrer Kinder könnte auch für Sie Trost und Hilfe bedeuten. Verständnisvolle Erwachsene haben ihren Kindern das Gefühl gegeben, eine wichtige Rolle zu spielen, indem sie sie z.B. baten, Besuchern die Haustür zu öffnen oder ans Telefon zu gehen. Dies gibt den Kindern das Gefühl, Teil der Familie zu sein und benötigt zu werden.

Ebenso wie Sie Ihren Kindern nicht das Wissen über den Tod vorenthalten können, sollten diese auch nicht vom Trauern ausgeschlossen sein. Auch Ihre Kinder haben das Recht und das Bedürfnis, sich zu verabschieden.

Was nach der Beerdigung geschieht

»Papa, was ist das, ein Friedhof?« fragt ein Kind seinen Vater, als sie an einem Friedhof vorbeifahren. »Das kannst du noch nicht verstehen, du bist noch zu klein; ich erkläre dir das, wenn du älter bist.«

Die erste Frage, die ein Kind stellt, nachdem jemand gestorben ist, ist gewöhnlich: »Wo ist sie jetzt?« Religiöse Menschen können ihrem Glauben entsprechend antworten. Es gibt aber auch eine andere Antwort, die sich an den Fakten orientiert. Sie könnten beispielsweise sagen: »Nachdem Mama gestorben ist, hat man sie in einen Sarg gelegt und in der Erde begraben. Ein Grabstein oder eine Grabplatte zeigt die Stelle, an der sie begraben ist. Menschen können ihre Grabstelle besuchen, beten oder sich an sie erinnern.«

Natürlich werden nicht alle Menschen begraben. Manche werden in Mausoleen zur Ruhe gesetzt. Andere Verstorbene wiederum werden in einem Krematorium verbrannt. Die Asche kommt anschließend in eine Urne, oder sie wird über der Erde oder auf dem Meer verstreut. Diese technischen Einzelheiten sind unbedeutend. Entscheidend ist, daß Sie eine ehrliche Antwort geben. Machen Sie Ihr Kind rechtzeitig mit einem Friedhof vertraut und warten Sie nicht, bis ein Todesfall eintritt. Wenn Sie an einem Friedhof vorbeifahren und Ihr Kind Fragen stellt, ist dies eine passende Gelegenheit, auszusteigen und über den Friedhof zu gehen. Das muß durchaus nicht traumatisch für das Kind sein. Das Geheimnis ist endlich gelöst; Träume von Geistern u.ä. werden durch wirkliches Verstehen ersetzt.

Wenn Kinder nicht am Beerdigungsgottesdienst teilnehmen, könnten sie später zusammen mit der übrigen Familie den Friedhof besuchen. Dies ist besonders dann ratsam, wenn ein Kind sich nicht mit der Realität des Todes abfinden kann. Einem Jungen wurde erzählt, daß seine Mutter »verreist« sei. Danach wurde er grüblerisch, und keiner wurde mehr mit ihm fertig. Immer, wenn der Name seiner Mutter erwähnt wurde, sprach er von ihr in unflätigen Worten. Dann, endlich, erfuhr er die Wahrheit. Angehörige nahmen ihn zum Friedhof mit, wo er das Grab besuchen konnte. Der Junge war untröstlich, weil er jetzt plötzlich begriff, daß seine Mutter tot war. Und doch fühlte er sich zugleich auch erleichtert, weil er endlich wußte, was geschehen war. Das Wichtigste für ihn war jedoch die Tatsache, daß seine Mutter nicht einfach weggegangen und ihn zurückgelassen hatte.

Eine Beerdigung endet nicht im Beerdigungsinstitut oder in der Kirche. Ihr Endpunkt ist das Grab, das Mausoleum oder der Aufenthaltsort der Urne; dort wird der Verstorbene aufgebahrt, dort wird er beerdigt.

Die Reaktion der Kinder auf unterschiedliche Todesfälle

Der Tod eines Elternteils

»Seit mein Mann tot ist, ist meine Tochter vollkommen verstört.«

Eines der einschneidendsten Ereignisse für jedes Kind ist der Tod eines Elternteils. Die Welt wird nie mehr so sicher wie vorher sein. Kinder müssen die Aufmerksamkeit und Liebe entbehren, die sie so dringend benötigen und wünschen. »Wer sorgt jetzt für mich?« »Wenn dir jetzt auch noch etwas passiert, Mama?«

In dem Buch »How It Feels When a Parent Dies« (deutsch: »Was fühlen Kinder, wenn der Vater oder die Mutter stirbt«) von Jill Krementz sind Gespräche aufgezeichnet, die die Autorin mit acht Kindern im Alter von sieben bis sechzehn Jahren führte. Ein Kind vertraute ihr an: »Als Mama mir sagte, daß Papa gestorben ist, wurden meine Knie ganz weich, ich fiel fast um. Meine Schwester Peg schrie, als sie es erfuhr. Meine Hände zittern immer noch, wenn ich an meinen Vater denke.« Ein anderes Kind, dessen Mutter gestorben war, hatte Alpträume: »In einem meiner Träume lag sie unten in einem Schrank und wurde wieder lebendig. Wenn ich so etwas träume, kneife ich mich in den Arm, um zu merken, ob ich wach bin oder träume.«

Der Tod eines Elternteils trifft jedes Kind unterschiedlich. Anna Freud weist darauf hin, daß die Liebe eines Kindes zu seiner Mutter für alle späteren Liebesbeziehungen bestimmend ist: »Die Fähigkeit zu lieben muß, wie alle anderen menschlichen Eigenschaften, gelernt und geübt werden. Wenn diese Mutter-Kind-Beziehung durch Tod oder Abwesenheit unterbrochen wird, reagiert das Kind auf unterschiedliche Weise: es bleibt in seiner Phantasie mit dem toten Menschen verbunden, überträgt seine Liebe auf Dinge oder seine Arbeit; es hat Angst, einen anderen Menschen als sich selbst zu lieben; es akzeptiert den Verlust und findet einen anderen Menschen, dem es seine Liebe zeigen kann.

Oft trägt der überlebende Elternteil unbewußt zu den Schwierigkeiten des Kindes bei. Der Elternteil, der seine(n) Gefährtin/Gefährten verloren hat, kann versucht sein, den leeren Platz zu füllen, indem er sich ausschließlich den Kindern widmet. Widerstehen Sie der Versuchung, Ihr Kind zu einem Ersatzpartner zu machen. Ihr Kind soll nicht den verlorenen Gefährten ersetzen. Körperliche Nähe, wie beispielsweise das Übernachten des Kindes im elterlichen Schlafzimmer, sollte man vermeiden. Situationen, die potentiell verführerisch oder sexuell stimulierend sind, können Ihrem Kind noch mehr schaden. Das Kind ist nicht Ihr(e) Geliebte(r), Ihr(e) Gefährte(in), Ihr Vertrauter oder Ihr Ehemann/Ihre Ehefrau. Wir sollten Kinder im Rahmen ihrer psychologischen und intellektuellen Fähigkeiten und Grenzen sehen und behandeln. Sie sind noch jung und haben genug mit ihrem eigenen Schmerz zu tun.

Die Art, wie Kinder mit ihrem Verlust fertig werden, hängt entscheidend davon ab, wie sich der überlebende Elternteil verhält. Wenn er/sie so tut, als hätte sich nichts geändert, werden die verwirrten Kinder diese Haltung zu imitieren versuchen, auch wenn das die Unsicherheit des Kindes noch verstärkt. Wenn die Reaktion des Erwachsenen sich als Feindseligkeit, extreme Angst oder unberechenbares Verhalten zeigt, werden die Kinder in ähnlicher Weise reagieren. Wenn dagegen die Erwachsenen ihren Schmerz, aber auch beständige liebende Fürsorge zeigen, stärkt dies das Selbstvertrauen der Kinder: sie werden mit den Konflikten und Schwierigkeiten, die sie durchleben, besser fertig.

Es ist zugegebenermaßen für den überlebenden Elternteil schwierig, so etwas wie Familienstabilität aufrechtzuerhalten. Schon mit dem eigenen Verlust wird man nicht fertig, wieviel weniger mit dem der Kinder. Wir weisen nochmals darauf hin, daß es Selbsthilfegruppen und therapeutische Einrichtungen gibt, die sowohl den Eltern als auch den Kindern helfen können. Ganz gleich, wie sehr Sie von Ihrem persönlichen Schmerz erfüllt sind: es ist sehr wichtig, dem trauernden Kind Aufmerksamkeit zu schenken. Nachdem ein Elternteil gestorben ist, beschäftigen Kinder sich oft mit folgenden Fragen, die Sie versuchen sollten zu beantworten: Ist es meine Schuld, daß dies passiert ist? Stirbst du jetzt auch? Wer kümmert sich jetzt um mich?

Wenn beide Eltern gleichzeitig sterben, brauchen die Kinder ganz besonders dringend Hilfe, damit sie mit dem doppelten Verlust fertig werden. Lassen Sie die Kinder offen und ehrlich wissen, wo sie leben werden und *mit wem*. Wenn eben möglich, beteiligen Sie die Kinder an wichtigen Entscheidungen. Hören sie sorgfältig auf das, was die Kinder sagen, stärken und ermutigen Sie sie. Oft wird es ein naher Verwandter sein, der die Verantwortung für die Kinder übernimmt; aber wer auch immer es ist, die Ersatzeltern müssen den Kindern in ihrem Trauerprozeß zur Seite stehen. Treffen Sie jetzt keine überstürzten Entscheidungen; denn ein gewisses Maß an Beständigkeit ist gerade jetzt für die Kinder in ihrer veränderten Welt äußerst wichtig. Je freier Kinder ihre Gefühle über die Vergangenheit und ihre Sorgen hinsichtlich der Zukunft ausdrücken können, desto schneller werden sie ihren überwältigenden Verlust verarbeiten.

Der Verlust eines Bruders oder einer Schwester

»Nachdem unser älteres Kind gestorben ist, scheint das jüngere völlig verändert zu sein.«

Kinder sollten nicht sterben. Sie sollten ein langes, erfülltes Leben leben und sehr alt werden. In den Worten der Society of Compassionate Friends (deutsch: Vereinigung Mitfühlender Freunde) heißt es: »Kein Tod bringt soviel Trauer mit sich wie der Verlust eines geliebten Kindes.« Eltern sind oft nicht mehr in der Lage, eine liebende Beziehung zueinander aufrechtzuerhalten, weil sie sich so hilflos und verstört fühlen. Aufgrund von Schätzungen geht man davon aus, daß bei drei Vierteln aller Paare der Verlust eines Kindes zur Trennung oder Scheidung führt.

Nicht nur Eltern, sondern auch Geschwister können eine Krise durchmachen. Es ist schwierig, die Angst und den untröstlichen Schmerz der Eltern mit anzusehen. Junge Menschen bekommen oft nicht genügend Anteilnahme, weil Freunde und Verwandte sich fast ausschließlich mit den erwachsenen Hinterbliebenen beschäftigen. Kinder sind zu Recht verängstigt, weil sie den Eindruck haben müssen, daß ihr Leben nie wieder normal und glücklich sein wird.

Kinder meinen oft, daß, nachdem eine Schwester oder ein Bruder gestorben ist, ihnen das gleiche zustoßen könnte. Immerhin tragen sie die gleichen erblichen Anlagen wie ihre Geschwister. »Habe ich auch irgendeine Krankheit?«, werden sie sich fragen; »werde ich auch sterben, wenn ich so alt bin wie mein Bruder?« Kinder nehmen gelegentlich wieder ein kleinkindhaftes Verhalten an, damit sie auf magische Weise davor bewahrt werden, zu altern und zu sterben. (Die Eltern sollten immer wieder betonen: »Alles ist völlig in Ordnung mit dir. Du leidest *nicht* unter der Krankheit, die den Tod deines Bruders verursacht hat.«)

Ein Kind, das den Kummer seiner Eltern beobachtet, wird vielleicht versuchen, den Bruder oder die Schwester »zu ersetzen«, um den früheren Zustand wiederherzustellen. Unbewußt fördern Erwachsene oft dieses Verhalten durch Worte wie: »Weißt du, du bist deinem Bruder in vielem so ähnlich.« Eltern schaden mit solchen Äußerungen nur sich und ihren Kindern. So schwer es auch ist, sie müssen sich damit abfinden, daß eines Ihrer Kinder *tot ist*. Das Kind kann nicht in der Gestalt eines anderen wiederauferstehen. Lassen Sie den Toten/die Tote in Frieden ruhen. Stellen Sie keine Vergleiche an. Das Kind, das Ihnen geblieben ist, hat schon genug Schwierigkeiten; es kann nicht auch noch eine neue Identität annehmen.

Überlebende Kinder haben oft ausgeprägte Schuldgefühle. Sie erinnern sich an Zeiten, als sie mit der verstorbenen Schwester oder dem verstorbenen Bruder stritten oder sich rauften. Sie erinnern sich an Ausbrüche von Zorn und Eifersucht. »Ist der Tod die Strafe dafür, daß ich mich so lieblos verhalten habe?«, mögen sie sich fragen. Hören Sie sorgfältig auf die Befürchtungen und Gefühle Ihrer Kinder.

Die folgenden Antworten zeigen etwas von den verborgenen Gedanken junger Menschen, die an einem Treffen der Compassionate Friends 1986 teilnahmen:

Als eines meiner Geschwister starb, fühlte ich folgendes:

- Daß ein Teil von mir gestorben war und ich jetzt ganz allein war.
- Ich war auf alles wütend.
- Daß meine Kindheit zu Ende war.
- Wütend und traurig, daß mein Familienleben, wie ich es bisher kannte, zu Ende war.
- Wahnsinnig vor Angst, daß ich einen weiteren lieben Menschen verlieren würde.
- Ich fand es unfair, daß ich keinen Bruder hatte.

- Ich wollte nur weinen.
- Ich wollte ihn wiederhaben.

Als eines meiner Geschwister starb, hatte ich u.a. folgende Probleme:

- Die meisten Menschen nahmen an, daß nur meine Eltern unter dem Todesfall litten.
- Ich hatte Angst, vor den Augen meiner Eltern zu weinen; ich wollte sie nicht aus der Fassung bringen.
- Andere meinten, ich würde meinen Schmerz innerhalb einer Woche überwunden haben.
- Ich fühlte mich schuldig, wenn ich mich über irgend etwas freute.
- Andere Menschen weigerten sich, mit mir über den Tod meiner Schwester/meines Bruders zu sprechen, weil sie dachten, ich würde das nicht aushalten.
- Leute fragten mich, wie es meinen Eltern ginge, und waren nicht daran interessiert, wie es mir ging.
- Manche wiesen darauf hin, daß ich ja nur einen Bruder oder eine Schwester verloren hätte; es wäre viel schlimmer, wenn ich meine Eltern verloren hätte.
- Meine Eltern schrien mich an, weil ich anscheinend überhaupt nicht vom Tod meines Bruders/meiner Schwester berührt bin; sie dachten, mir sei alles egal.
- Manche Leute behaupten, genau zu wissen, wie ich mich fühle, obwohl sie ähnliches nie erlebt haben.
- Viele erwarten von mir, daß ich mich nach kurzer Zeit wieder so verhalte, als sei nichts geschehen, und dann wundern sie sich, wenn ich das nicht tue.
- Meine Eltern waren übertrieben besorgt um mich.

Ich kann nur schwer über den Verlust meines Bruders/meiner Schwester mit meinen Eltern sprechen:

- Ich möchte nicht, daß sie sich aufregen.
- Ich fühle um so mehr Schmerz, je mehr Schmerz meine Eltern fühlen.
- Ich möchte meine Mutter nicht weinen sehen.
- Ich möchte lieber für mich trauern und meinen Schmerz für mich behalten.
- Ich verstehe mich nicht besonders gut mit meiner Mutter.
- Ich habe mich so oft mit meiner Schwester/meinem Bruder gestritten.

Eltern müssen Verständnis für die zwiespältigen Gefühle ihrer Kinder haben: Trauer über den erlittenen Verlust; Erleichterung darüber, daß ein Rivale nicht mehr da ist; Wut, zurückgelassen worden zu sein; Furcht, daß auch sie tödlich verwundbar sind. Vergegenwärtigen Sie sich immer wieder, daß der Tod für Ihre Kinder eine ebenso große Katastrophe bedeutet wie für Sie selbst. Ihre Kinder haben einen Spielkameraden und Gefährten verloren, jemanden, den sie liebten *und* als Rivalen ansahen.

Wenn der Tod nach einer langen Krankheit eintrat, hat das überlebende Kind vielleicht monatelang weniger Zuwendung als gewöhnlich erfahren. Wie die überlebenden Geschwister mit ihrem Schmerz fertig werden, hängt entscheidend davon ab, wie Eltern und andere ihren Verlust verstehen und *gemeinsam* mit ihnen trauern. Trotz des schrecklichen Todesfalles sind Sie immer noch eine Familie. Ihre Liebe füreinander ist nicht verlorengegangen.

Wenn ein Freund stirbt…

Als sich herausstellte, daß ein Gymnasialschüler eine tödliche Krankheit hatte, fragte sich der Schulleiter: »Was mache ich jetzt…?«

Glenn, ein Schüler der Mittelstufe, hatte Leukämie. Der Schulleiter entschloß sich, Glenns Klassenkameraden zu informieren. Sie sollten wissen, warum Glenn eine Baseballkappe trug, die seinen kahlen Kopf verdeckte, und warum er zwischendurch immer wieder fehlte. Später berichtete der Schulleiter: »Jetzt, nachdem die Kinder Bescheid wußten, zeigten sie viel Verständnis. Als Glenn ins Krankenhaus mußte, gab es eine Flut von Karten, und viele Freunde besuchten ihn im Krankenhaus. In den Unterhaltungen ging es um ganz normale Dinge: was bei den Pfadfindern los war, wer Schwierigkeiten in der Schule hatte und wer die letzten Baseballspiele gewonnen hatte.

Als Glenn starb, ging der Schulleiter in jede Klasse und teilte den Schülern die traurige Nachricht mit und ermutigte sie, ihrer Trauer in angemessener Form Ausdruck zu geben. Er setzte auch den gesamten Lehrkörper in Kenntnis und bat alle, den Schülern zur Verfügung zu stehen, »da sie sich intensiv mit dem Tod beschäftigen würden«.

Vierzig Prozent der Schüler beschlossen, an dem Begräbnis teilzunehmen. Viele schrieben persönliche Briefe an Glenns Eltern, in denen sie gemeinsame Erlebnisse aus dem Schulleben erwähnten. In den auf den Tod folgenden Tagen organisierten Lehrer kleine Diskussionsgruppen für solche Schüler, die über Glenns Tod und über ihre Gefühle zum Tod generell sprechen wollten. Einige Schüler sahen Glenns Tod als ungerecht an, er hatte so lange und so schwer gelitten; einige sprachen über ihre eigene Angst vor dem Tod.

Nach der Beerdigung besuchten der Schulleiter, die Krankenschwester der Schule, der Physiotherapeut und einige von Glenns Klassenkameraden die Familie. Glenn war tot, aber die Hilfe und Unterstützung der Gemeinschaft war dringend nötig. »Unsere Unterhaltungen dauerten nie lange, aber wir hoffen, daß unsere Besuche hilfreich für die Familie sein und ihr ein Gefühl vermitteln würden, daß die Schule sich auch um die Hinterbliebenen gekümmert und Glenn nicht vergessen hatte.«

Der Tod eines Freundes kann weitreichende Auswirkungen haben. Kinder werden sich plötzlich ihrer eigenen Sterblichkeit bewußt; ihnen wird klar, daß auch sie sterben können. Einige fürchten, daß auch sie von der Krankheit »befallen« sein könnten. Ein Schüler hatte mit einem anderen gerauft. Als dieser später starb, fühlte er sich mit verantwortlich für seinen Tod. Kinder, die den Tod eines Klassenkameraden erleben, haben oft Schwierigkeiten, an den Ort des Geschehens zurückzukehren.

In der Klasse können Lehrer, Eltern und andere betroffene Erwachsene den Schülern helfen, das Geschehene zu begreifen, indem sie über die Hintergründe des Todesfalls sprechen. Die Kinder können ihre Gefühle verbal äußern oder in Form von Bildern oder Rollenspielen. Sie können das »Jahrbuch« dem verstorbenen Schüler widmen oder zum Andenken einen Baum pflanzen oder ein Bücherregal in der Schulbibliothek bauen. Eltern und Lehrer sollten daran denken, daß Trauerarbeit nicht nur die Sache jedes einzelnen ist und daß man den Schmerz nur *über*winden kann, nachdem man ihn *durch*lebt hat.

Selbstmord

»Mein Mann hat sich das Leben genommen. Unser Sohn sagt immer wieder: »Vielleicht hat Papa sich über mich geärgert.«

Wenn ein Elternteil Selbstmord begeht, haben die Kinder ganz besondere Schwierigkeiten, mit der Tragödie fertig zu werden. Die Feststellung: »Du hast keine Schuld, daß er gestorben ist... Alle Menschen sterben«, würde oberflächlich und lieblos klingen. Natürlich sterben alle Menschen irgendwann. Im Falle eines Selbstmords jedoch nahm sich der betreffende Mensch ganz *bewußt* das Leben. Hier sind die Schuldgefühle und der Zorn besonders groß. Wegen des mit einem Selbstmord verbundenen Stigmas wird die bittere Erfahrung diese jungen Menschen oft ihr ganzes Leben lang begleiten.

Kinder fragen: »Was habe ich falsch gemacht? Hat er Selbstmord begangen, weil ich mich ihm gegenüber schlecht und lieblos verhalten habe? Hat er mich nicht genügend geliebt, um weiterleben zu wollen?« Ein Tod durch Selbstmord wird von den Hinterbliebenen als eine herbe Zurückweisung empfunden.

Es hilft nicht zu sagen: »Laß uns nicht darüber sprechen.« Ein Kind durchlebt eine heftige Gefühlskrise. Er oder sie muß die jeweiligen Reaktionen artikulieren und verarbeiten können – Verdrängung, dann Bestürzung und schließlich Weinen, die verzweifelte Konfrontation mit der Tatsache des Selbstmords. Die trauernden Kinder müssen ihr Herz ausschütten dürfen.

Sie können den Kindern entscheidend bei ihrer Trauerarbeit helfen, wenn Sie sorgfältig zuhören und aufgeschlossen sind. Vielleicht erzählt Ihr Sohn Ihnen, daß er charaktermäßig seinem Vater ähnelt. Er beschäftigt sich ständig mit körperlichen als auch mit seelischen Ähnlichkeiten. Helfen Sie dem Kind, die Realität zu sehen. Es muß wissen, daß es nicht von einem Selbstzerstörungstrieb besessen ist. Ihr Kind ist nicht ein Abbild des

Verstorbenen, sondern ein eigenständiger Mensch. Eine Neigung zum Selbstmord wird nicht vererbt wie alte, kostbare Gegenstände, die von einem Familienmitglied zum nächsten weitergegeben werden.

Es ist auch wenig hilfreich, festzustellen, daß derjenige, der sich das Leben genommen hat, nicht recht bei Sinnen gewesen sein kann. Der Begriff »verrückt« macht den Schicksalsschlag nicht leichter. Bei der Mehrzahl der Menschen, die Selbstmord begehen, bestehen sicherlich starke und oft ausweglose innere Konflikte, man wird sie aber *nicht unbedingt als geisteskrank* bezeichnen können. Den Überlebenden zu sagen, daß der Verstorbene nicht recht bei Sinnen war, tröstet diese nicht; es verstärkt höchstens ihre Furcht vor erblicher Geisteskrankheit. Das Kind könnte denken: »Ich bin sein Sohn/seine Tochter, also werde ich auch verrückt.« Sie könnten beispielsweise hinzufügen: »Über die Beweggründe zum Selbstmord liegt vieles im dunkeln. Für deinen Vater war es wohl der einzige Ausweg, mit seinen Problemen fertig zu werden. Du bist aber nicht dein Vater. Selbstmord ist nicht erblich. Du wirst lernen, daß es andere Möglichkeiten gibt, Probleme zu verarbeiten.«

Einer der erfahrensten Pädagogen, die sich mit den Auswirkungen des Todes auf Hinterbliebene beschäftigt haben, Dr. Robert G. Stevenson von der River Dell Regional School in Oradell, New Jersey, hat einige wichtige Ratschläge dazu gegeben, wie man Angehörigen von Selbstmordopfern helfen kann:

- Helfen Sie dem/der Trauernden, sich über seine/ihre Gedanken und Gefühle klarzuwerden.
- Treten Sie unbegründeten Gerüchten gegenüber, die nur unnötigen zusätzlichen Kummer verursachen.
- Beschönigen Sie den Selbstmord nicht dadurch, daß Sie sagen, der Verstorbenen/dem Verstorbenen »ginge es nun besser«.
- Gedenken Sie des Todes, indem Sie an der Beerdigung teil-

nehmen und den Angehörigen ihre bleibende Freundschaft und Unterstützung zeigen.

- Sie helfen den Hinterbliebenen, wenn Sie sich an den Verstorbenen/die Verstorbene so erinnern, wie er/sie wirklich war, mit seinen/ihren Stärken wie auch Schwächen.

Weder Eltern noch Kinder können rückgängig machen, was geschehen ist, sie können sich jedoch der Gegenwart stellen. Die Träume für die Zukunft können aus den Trümmern des gestrigen Kummers erwachsen.

Der Tod eines Haustieres

»Warum weinst du so? Schließlich ist es nur ein Hund, nicht deine Eltern sind gestorben. Wir können ja einen neuen Hund kaufen.«

Wenn ein Haustier stirbt, wird den Kindern die Endgültigkeit des Todes und der dazugehörige Schmerz bewußt. Das Haustier gehörte fest zu ihrem Leben, und jetzt tut sich plötzlich eine Lücke auf. Der Tod eines Haustieres ist oft die erste Begegnung eines Kindes mit dem Tod.

Kinder trauern manchmal stärker um ein Haustier als um einen Menschen. Die folgende Geschichte, die eine Mutter erzählte, ist weniger lustig, sondern hat vor allem eine ironische Komponente. »David, ich weiß gar nicht, wie ich es sagen soll, aber dein Doggie (kleiner Hund) ist gestorben.« Da David kaum darauf zu reagieren schien, dachte seine Mutter, er hätte sie nicht richtig verstanden, und sie wiederholte, was sie gerade gesagt hatte. Jetzt war David plötzlich sichtbar erschüttert. »Nein, sag das nicht... Ich kann das nicht glauben. Sag, daß es nicht wahr ist, er ist nicht tot, nicht wahr?« Seine Mutter reagierte darauf: »Aber als ich es zum ersten Mal sagte, hast du kaum reagiert.

Warum nimmst du es plötzlich so schwer?« David antwortete: »Zuerst war mir noch nicht klar, daß mein *Doggie* gestorben ist – ich dachte, du hättest *Daddy* (Papa) gesagt.«
Das Begräbnis eines Hundes gibt Kindern die Möglichkeit, Gefühle und Befürchtungen durchzuspielen. Die Katze eines kleinen Mädchens wurde von einem Auto erfaßt und starb. Zuerst war es schockiert und entsetzt und machte seinen Eltern Vorwürfe, daß sie sich nicht ausreichend um die Katze gekümmert hatten. Doch der Zorn auf die Eltern war nur eine Verdrängung der eigenen Schuldgefühle, denn das Mädchen hatte des öfteren gewünscht, das »gräßliche Tier« los zu sein. Das Kind bestand darauf, daß eines seiner Lieblingsspielzeuge zusammen mit der Katze beerdigt wurde. Das Spielzeug war so etwas wie ein Friedensangebot an das »vernachlässigte« Haustier. Dadurch befreite es sich von den vorhandenen Schuldgefühlen, und sein Leben nahm wieder den gewohnten Lauf.
In derartigen Ritualen verbindet sich die Dynamik von Schuldgefühlen, Versöhnung und Wiedergutmachung, ähnlich wie es auch im Trauerverhalten von Erwachsenen der Fall ist. Wenn ein in der Klasse gehaltenes Tier stirbt, könnte der Lehrer den Kindern vorschlagen, ein Begräbnis zu planen und durchzuführen.
Überstürzen Sie es nicht, einen Ersatz für das tote Tier zu finden. Geben Sie Ihren Kindern zu verstehen, daß es unmöglich ist, den Verlust dadurch ungeschehen zu machen. Ein neues Tier ist keine Kopie des toten. Die Eltern können wieder einen Collie kaufen, er wird sich jedoch von dem verstorbenen unterscheiden. Tiere sind ebensowenig identisch, wie Menschen es sind. Lassen Sie Ihren Kindern Zeit, über ihren Verlust zu trauern. Wenn Sie ein neues Haustier haben möchten, sollten Sie vielleicht eins kaufen, das sich etwas von dem toten unterscheidet; und das neue Tier sollte einen anderen Namen tragen. Nehmen Sie Ihren Kindern nicht das Recht, Schmerz zu empfinden, ihn zu verarbeiten und schließlich zu überwinden.

Nationale Katastrophen

»Meine Tochter und ich beobachteten am Fernsehschirm die Raumfähre Challenger. Wie begeistert waren wir, als sie abhob! Dann kam die Explosion! Ich habe schnell auf einen anderen Kanal umgeschaltet, wo gerade ›Sesamstraße‹ gezeigt wurde.«

Sie können zwar einen anderen Kanal einschalten, nicht aber Ihre Kinder vor grausamen Ereignissen in der Welt beschützen. Wenn eine Katastrophe so plötzlich und unerwartet eintritt, ist die ganze Nation aufgerüttelt. Kinder sind neugierig; sie möchten wissen, was geschehen ist. Sie hören die Nachrichten im Radio und Fernsehen, diskutieren das Unglück in der Schulklasse und sprechen mit ihren Freunden darüber.

Die Explosion der Raumfähre berührte die Leben vieler junger Menschen. Neben den Eltern spielen Lehrer die wichtigste Rolle im Leben ihrer Schüler. Die Astronautin Christa McAuliffe, von Haus aus Lehrerin, hatte sogar geplant, aus der Raumfähre über Funk Unterricht zu erteilen. Als die Raumfähre explodierte, ging der Jubel über einen offensichtlich perfekten Start plötzlich in Entsetzen über. Jeder Schüler, der in diesem Augenblick zusah, wurde Zeuge des Todes von sieben Menschen. Für Mitglieder aller Altersstufen waren Explosion und Tod real und voller Tragik.

In dem TV-Programm »20/20« wurde unter dem Titel »Kinderängste« eine Verbindung zwischen dem Tod der Astronauten und der Ermordung Kennedys und Martin Luther Kings hergestellt. Der Tod wurde sehr anschaulich als Teil des Lebens geschildert, zusammen mit dem Zweifel von Kindern, ihrem Zorn, ihren Schuldgefühlen, ihrer Traurigkeit. Kinder sahen die schmerzverzerrten Gesichter der Familienangehörigen der Astronauten. Ihnen wurde klar, daß die Astronauten nicht nur nationale Helden waren, sondern Menschen und damit Teil ihrer

Familien. Die Vorstellungen der Kinder von einer selbstverständlichen Sicherheit waren plötzlich zerstört. Viele von ihnen entwickelten bei jeder Trennung von ihren Eltern Angstgefühle, gleichviel ob die Eltern spät von der Arbeit oder von einer Geschäftsreise nach Hause kamen. Eine ganze Nation trauerte gemeinsam.

Wenn Kinder Zeugen einer nationalen Katastrophe werden, müssen sie die Fakten von verständnisvollen Erwachsenen erfahren, und zwar in einfachen, klaren Worten. Die Kinder sollten ihre wie auch immer gearteten Gefühle ausdrücken können – Gefühle der Furcht, körperlichen Schmerz, Depression, Feindseligkeit. Nach der Challenger-Katastrophe konnten viele Kinder die schmerzliche Realität akzeptieren lernen, indem sie Zeichnungen und Briefe an die Familien der Astronauten schickten. In solchen Situationen ist es ungeheuer wichtig, daß die Eltern Trost, Wärme und Liebe spenden.

Fred Rogers, der Presenter der Fernsehshow »Mr. Rogers' Neighborhood«, wandte sich in einem Sonderprogramm anläßlich der Ermordung Präsident Kennedys insbesondere an Eltern:

Für Ihre Kinder ist es immer am besten, wenn sie bei allen die Familie betreffenden Problemen und Schwierigkeiten in deren Bewältigung mit einbezogen werden. Insbesondere gilt dies jetzt, in der für unser Land so schweren Zeit. Viele von Ihnen werden Trost darin finden, eine Messe oder Beerdigung am Fernsehschirm mitzuerleben. Solange dies im Rahmen der Familie stattfindet, halte ich das für eine angemessene Form von Trauer. Für andere Familien mag ein Spaziergang am Fluß oder an einem anderen beliebten Ort das Richtige sein. Ein beschützender Arm um die Schulter des Kindes wirkt sehr tröstlich.

Professionelle Hilfe

»Der Tod ihres Vaters nimmt meine Tochter sehr mit. Wäre es angebracht, einen Psychiater aufzusuchen? Sie weint und weint, alles scheint ihr egal zu sein.«
»Wann ist Ihr Mann denn gestorben?«
»Vor zwei Tagen.«

Selbstverständlich trägt die Tochter schwer am Tod ihres Vaters. Der Tod ist für jeden schrecklich. Sie hat das Recht zu trauern. Die Mutter sollte jedoch nicht in Panik ausbrechen und denken, daß ihr Kind geistig gestört sein könnte.
Wann sollten Sie eine Beratungsstelle aufsuchen? In der Zeit unmittelbar nach dem Todesfall werden Sie kaum in der Lage sein, irgendwelche Entscheidungen zu treffen. Es ist dann äußerst schwierig, normales von gestörtem Verhalten zu unterscheiden. In Zeiten der Krise kommt es bei vielen Menschen zu Worten und Taten, die von ihrem normalen Verhalten abweichen. Schmerz und Leid prägen auch die gefestigtsten Persönlichkeiten.
Es ist schwierig, eine Trennungslinie zwischen »normaler« und »übertriebener« Trauer zu ziehen, ebenso wie für »normales« und »neurotisches« Verhalten. Der Unterschied liegt nicht im Symptom selbst, sondern in seiner Intensität, z.B. anhaltende Verdrängungssymptome noch Monate nach dem Begräbnis; andauernde körperliche Erschöpfung oder Unruhe; nicht endende Schuldgefühle oder Apathie; bleibende feindselige Haltung dem Verstorbenen oder anderen Menschen gegenüber. Mit anderen Worten: Ein bestimmtes Verhalten an sich zeigt nicht unbedingt eine anomale Reaktion an; die Art und Weise, wie ein Mensch

trauert, muß immer im Zusammenhang seines sonstigen Verhaltens und seiner Mentalität gesehen werden.
Es geht nicht darum, ob das Kind in einer bestimmten Weise reagiert oder überreagiert, sondern wie lange dieser Zustand andauert. Nach einer anfänglichen Zeit des Trauerns finden Kinder oft wieder in ein aktives und relativ normales Leben zurück. Nach mehreren Monaten könnten jedoch folgende andauernde Verhaltensweisen Alarmsignale sein:

Das Kind
- wirkt immer traurig oder ist depressiv;
- ist hektisch und kann sich nicht in der gewohnten Weise mit Ihnen oder seinen Freunden entspannen;
- kümmert sich nicht um sein Aussehen und seine Kleidung;
- scheint müde zu sein, kann nicht schlafen, die ganze Gesundheit leidet;
- scheut Kontakte mit anderen und isoliert sich in zunehmendem Maße;
- ist der Schule gegenüber gleichgültig eingestellt und zeigt auch an früheren Hobbies kein Interesse mehr;
- hat Gefühle der Nutzlosigkeit und macht sich Selbstvorwürfe;
- nimmt Zuflucht zu Drogen und/oder Alkohol;
- ist seinen Stimmungen ausgeliefert, statt sie zu kontrollieren.

Wenn Sie Zweifel haben, suchen Sie Hilfe bei einem Therapeuten, einem Psychiater, Psychologen oder einer Kinderberatungsstelle. Es gibt Zeiten, in denen selbst einfühlsame und erfahrene Eltern mit den besten Absichten nicht mehr weiterwissen. Wenn wir professionelle Hilfe suchen, ist das kein Anzeichen von Schwäche, sondern von wahrer Liebe und Stärke.

Nachwort: Wie werden Erwachsene mit ihrem Schmerz fertig?

Dieses Buch ist nicht nur für Kinder geschrieben. Es ist auch für Sie gedacht. Nur etwas, wovon Sie überzeugt sind und was Ihr eigenes Leben prägt, können Sie an Kinder weitergeben. Ihre Einstellungen übertragen sich auf die Ihrer Kinder. Wenn Sie nicht über den Tod sprechen können, werden vermutlich auch Ihre Kinder schweigen. Wenn Sie Ihre Gefühle verbergen, werden auch Ihre Kinder ihre Furcht, ihre Schuldgefühle, ihre Verwirrung unterdrücken. Um es nochmals zu sagen: Erwachsene wie Kinder müssen akzeptieren, daß der Tod ein Teil des Lebens ist.

Das ist wahrlich leichter gesagt als getan. Der Mensch, den Sie geliebt haben, ist tot. Der Tod ist endgültig und unwiderruflich. Sie sehen angstvoll in eine unsichere Zukunft. Sie denken immer wieder: »Hätte ich nur einige Stunden mehr mit ihr/ihm verbracht. Hätte ich sie/ihn doch nur etwas besser behandelt.« Sie erinnern sich immer wieder an alles, was Sie sagen und tun wollten und nicht gesagt oder getan haben. Und jetzt ist es zu spät. Ihre Freunde versuchen vielleicht, Ihnen zu helfen; oft sind ihre Bemühungen jedoch vergeblich.

Zu wissen, daß auch andere Menschen ähnliche Verluste erlitten haben, hilft uns jetzt wenig. Sie explodieren innerlich, wenn andere Ihnen sagen, wie gut Sie alles verkraften. Wie können andere Ihre quälenden Gedanken erraten? Phrasen wie: »Es war das beste für sie/ihn«, »es ist Gottes Wille«, »sie ist ja sehr alt geworden« – sind durchaus nicht tröstlich, vor allem zu einem Zeitpunkt, an dem der Trennungsschmerz unerträglich zu sein scheint. Wenn Sie den Satz: »Ich weiß genau, wie du dich fühlst«, hören, könnten sie schreien: »Nein, du weißt überhaupt nichts. Wie solltest du dir vorstellen können, wie ich mich wirklich fühle?«

Sie befinden sich in einem Zustand des Schocks. Wie finden Sie sich mit dem Unannehmbaren ab? Sie sind überwältigt von Selbstmitleid, Selbstzweifel, Entfremdung von anderen Menschen und Einsamkeit. Alle Ihre Gefühle scheinen abgestorben zu sein, während Sie mechanisch Ihren alltäglichen Aktivitäten nachgehen. Sie sind ängstlich und unsicher, wenn Sie an die Zukunft denken. »Wie werde ich das alles schaffen?«

Fühlen Sie sich besser, wenn Sie weinen? »Sicherlich nicht vor den Kindern«, erwidern Sie. Warum nicht? Ihre sichere, wohlgeordnete Welt ist durcheinandergeraten. Unterdrücken Sie Ihre Gefühle nicht, lassen Sie ihnen freien Lauf. Distanzieren Sie sich nicht von Ihren Regungen, sondern sehen Sie darin eine natürliche Reaktion. Verzichten Sie darauf, in der Familie irgend etwas zu vertuschen. Wäre es nicht entsetzlich, keine Verzweiflung zu empfinden?

Das Leben ist nicht »gerecht«. Sie müssen versuchen, in einer ungerechten Welt zurechtzukommen. Ihr Leben geht weiter. Alles ist anders als zuvor. Sie würden, wenn Sie eine Wahl gehabt hätten, anders entschieden haben. Es gibt Zeiten, in denen Sie sich fragen, ob alles noch einen Sinn hat. Manchmal wünschen Sie, Sie wären tot. Sie haben das Gefühl, wahnsinnig zu werden. Und doch leben Sie weiter. Sie mögen es sogar als bitter empfinden, daß dies so ist. Edna St. Vincent Millay drückt es so aus: »Das Leben geht weiter... Ich weiß aber nicht mehr, warum.«

Dann, irgendwie, fassen Sie wieder Mut. Sie nehmen den Trost und die Liebe, die Ihnen Familie und Freunde geben, dankbar an. Sie begreifen auch, daß manche Menschen für Ihren andauernden Schmerz kein Verständnis haben. Sie dürfen sich jedoch glücklich schätzen, wenn Sie einen nahen Freund haben, mit dem Sie Ihre traurigen Gedanken teilen können. Sie sind nicht allein. Es gibt zahlreiche Gruppen, mit denen Sie Kontakt auf-

nehmen können, wenn Ihre sogenannten guten Freunde sich am Friedhof verabschiedet haben. Auch gibt es Bücher, die Ihnen neue tröstende Einsichten vermitteln können.
Sie werden sich weiterhin fragen: »Warum ist *mir* das passiert? Das Begräbnis ist vorüber, und doch geht es mir kein bißchen besser. Und wer sagt denn, daß die Zeit Schmerzen heilt?« Sie spüren vielleicht eine stille, aber andauernde Verzweiflung. Sie trauern nicht nur um den verstorbenen Menschen, sondern Sie betrauern sich selbst und Ihre Verlorenheit. Sie sagen sich immer wieder, daß Sie ohne den geliebten Menschen weiterleben *müssen*.
Psychologen nennen dieses Verhalten »den Verbrauch der in der Vergangenheit angesammelten Gefühlsenergie«. Sie sollten den verstorbenen Menschen nicht aus Ihrem Leben ausklammern und versuchen, die Vergangenheit einfach zu vergessen. Andererseits ist Ihnen jedoch klar, daß die Freuden und Sorgen der Vergangenheit jetzt hinter Ihnen liegen. Für Ihr jetziges Leben sind sie in der »Schatzkammer« der Vergangenheit aufbewahrt. Es sind vielleicht Rückblicke voller Schönheit und Zärtlichkeit. Sie gehören Ihnen, aber sie sind jetzt Erinnerungen.
Um zu verhindern, daß die gedanklichen Verbindungen mit der Vergangenheit Ihre Gegenwart zu sehr überschatten und lähmen, sollten Ihre Erinnerungen nicht zu einem geheiligten Zufluchtsort werden. Natürlich sollen uns Bilder und Erinnerungsgegenstände direkt an die Vergangenheit erinnern. Es besteht jedoch keine Notwendigkeit, die Kleidungsstücke des Verstorbenen aufzubewahren (in der stillen Hoffnung, der Verstorbene werde eines Tages zurückkehren). Es ist sicher eine gute Idee, die Kleidung an die Heilsarmee, an eine Wohltätigkeitsorganisation oder an heimatlose oder bedürftige Menschen zu geben. (Ein Wort der Vorsicht ist jedoch angebracht: Sie könnten den Wunsch verspüren, jemandem in der unmittelbaren Nachbarschaft Kleidung des Verstorbenen zu schenken. Es kann aber

für Sie ein Schock sein, wenn Sie plötzlich einen Nachbarn im Anzug Ihres verstorbenen Mannes sehen; es könnte für Sie wie die »Wiedergeburt« des verstorbenen, geliebten Menschen wirken.) Es ist auch eine gute Idee, die Möbel umzustellen. Es kommt darauf an, einerseits die Vergangenheit wachzuhalten, aber andererseits keine Hindernisse für die neu zu gestaltende Zukunft aufzurichten.

Langsam, nach Wochen, wird Ihr Schmerz geringer, manchmal wird er kaum noch wahrnehmbar sein. sie tun Dinge, die Sie früher für unmöglich gehalten hätten. Sie entdecken in sich verborgene Fähigkeiten. Sie wachsen in vielerlei Hinsicht. Sie können endlich wieder Entscheidungen treffen. Sie werden von Tag zu Tag weniger abhängig, planen für die Zukunft.

Später dann erholt sich Ihr Gemüt langsam vom Zustand der Betäubung. Sie suchen nach neuen Interessen, befriedigenden, schöpferischen Aktivitäten. Sie experimentieren mit unentdeckten Talenten. Vielleicht fangen Sie an, Musikunterricht zu nehmen, was Sie sich schon immer vorgenommen hatten... oder Sie schreiben sich für Volkshochschulkurse ein... beschäftigen sich mit dem Hobby, das Sie schon immer fasziniert hatte.

Künstlerische Betätigung hilft, Gefühle auszudrücken und zu befreien. Eine Mutter gab ihrem Sohn Fingerfarben, damit er so seine Stimmungen mitteilen konnte. Beide arbeiteten gemeinsam mit den Farben und unterhielten sich dabei. Die Mutter berichtete später, daß die Augenblicke künstlerischer Beschäftigung nicht nur für ihr Kind, sondern auch für sie hilfreich waren. Einem Mann gelang es, seinen Gefühlen durch das Spielen von Stücken mit hämmernden Akkorden und dissonanten Harmonien auf seinem Klavier Ausdruck zu verleihen.

Positiv kann sich auch eine körperliche Betätigung auswirken: Gartenarbeit, Tennis, Golf, Spazierengehen oder Jogging. (Selbstverständlich sollten Sie einen anstrengenden Sport erst nach einer gründlichen ärztlichen Untersuchung aufnehmen.)

Es gibt eine Vielzahl von Wohltätigkeitsorganisationen, Klubs, Krankenhäusern, kirchlichen und sonstigen Gruppen, die dringend Ihre Hilfe und Ihre Talente benötigen. Wer sich so sinnvoll betätigt, beschäftigt sich weniger mit sich selbst und seinen eigenen Ängsten. Sie gehen vielleicht neue Beziehungen ein, machen neue Bekanntschaften, stellen sich neuen Herausforderungen. Zu Beginn werden Sie sich möglicherweise dazu zwingen müssen, sich aus der Sicherheit Ihres eigenen Heims zu entfernen. Später, wenn Ihre Lebensgeister neu erwacht sind, werden Sie auch anderen helfen.

Aber auch hier ein Wort der Vorsicht: Manche Menschen – auf der verzweifelten Suche nach Ablenkung um jeden Preis – flüchten sich in endlose Aktivitäten. Dieses Sichhineinsteigern in Aktivitäten bringt nur eine vorübergehende Entspannung. Alle Bemühungen scheitern, weil sie nach kurzer Zeit körperlich erschöpft sind und die allzu planlose Wahl Ihrer Aktivitäten Sie frustriert. Denken Sie daran, daß jede im Übermaß genommene Medizin schädlich ist.

Sie werden feststellen, daß Sie auch Zeit für sich selbst brauchen. Alleinsein bedeutet nicht unbedingt Einsamkeit. Es ist gut, Zeit zum Nachdenken zu haben, Zeit, das eigene Leben zu überdenken. Wenn Sie allein sind, werden Sie weinen und sich erinnern, aber auch träumen und hoffen. Da das Leben nie wieder so wie früher sein wird, schaffen Sie sich eine neue Lebensphilosophie. Selbsterkenntnis führt dazu, daß Sie sich besser verstehen und Ihre Möglichkeiten besser erkennen. Kummer ist eine eigenartige Mischung aus Freude und Leiden – Freude darüber, lebendig zu sein, Trauer darüber, daß durch den Verlust eines geliebten Menschen Ihr Leben gelitten hat.

Gerade dann, wenn Sie meinen, daß Sie einen großen Schritt vorwärts getan haben und gut mit allem fertig werden, kann es einen überraschenden Rückschlag geben. Sie fühlen sich plötzlich wieder so wie unmittelbar nach dem Tod Ihres geliebten

Menschen. Doch Sie sollten eine Schwierigkeit nicht mit der Unmöglichkeit verwechseln. Der Fortschritt ist fast immer mühsam. Sie werden viele Auf und Ab haben, bevor Sie wieder auf festen Beinen stehen, aber dennoch werden Sie sich langsam eine neue Welt aufbauen.

Das wichtigste Geschenk, das Sie in dieser Zeit Ihren Kindern geben können, ist das Gefühl, daß das Leben weitergeht – trotz allem Schmerz. Der Tod, »der Verlust der Unschuld«, kann Sie entweder an den Rand des Abgrunds führen und Ihr ganzes Dasein sinnlos machen, oder aber Sie können anfangen, die Brücke zu bauen zwischen dem Abgrund und allen den Dingen, die noch zählen: die Erinnerung, Familie, Freundschaft, Liebe. Wenn Sie sich über Ihre eigenen Gefühle klargeworden sind, werden Sie besser imstande sein, Ihre verstörten Kinder zu verstehen, die sich mit ihren Fragen und Sorgen an Sie wenden. Aus diesem Grunde ist dieses Buch nicht nur für Kinder geschrieben. Es ist auch für Sie, die Eltern, gedacht. Die wirkliche Herausforderung ist nicht, wie Sie Ihren Kindern den Tod erklären, sondern wie Sie sich selbst mit dem Tod auseinandersetzen und ihn schließlich annehmen.

Empfehlungen für erwachsene Hinterbliebene

- *Akzeptieren Sie Ihren Schmerz*
  Rechnen Sie damit, daß der Tod eines lieben Menschen physische und psychische Folgen für Sie hat. Schmerz ist der Preis, den wir für Liebe zahlen.
- *Akzeptieren Sie Ihre Gefühle*
  Verbergen Sie nicht Ihre Verzweiflung. Weinen Sie, wenn Sie das Bedürfnis haben; lachen Sie, wenn Sie können.

- *Seien Sie geduldig mit sich selbst*
  Ihr Geist, Ihr Körper und Ihre Seele brauchen Zeit und Kraft, um sich zu erholen.
- *Achten Sie auf Ihre Gesundheit*
  Ernähren Sie sich so gut wie möglich, denn Ihr Körper benötigt Nahrung. Kummer hat auch körperliche Auswirkungen. Depressionen können durch eine angemessene körperliche Betätigung gelindert werden. Bringen Sie Ihr Leben dadurch wieder ins Gleichgewicht, daß Sie arbeiten und sich entspannen. Unterziehen Sie sich einer gründlichen ärztlichen Untersuchung und informieren Sie Ihren Arzt über den erlittenen Verlust.
- *Hüten Sie sich vor Alkohol- und Drogenmißbrauch*
  Drogen und Alkohol können zwar eine vorübergehende Beruhigung bringen, werden jedoch letztendlich das Gegenteil bewirken. Drogen verhindern den natürlichen langsamen Verlauf der Trauer, unterdrücken legitime Gefühle und schaffen neue zerstörerische Probleme.
- *Teilen Sie Ihren Schmerz mit einem Freund oder mit Freunden*
  Ziehen Sie sich nicht zurück. Durch Ihr Schweigen nehmen Sie Ihren Freunden die Möglichkeit, Ihnen beizustehen. Ralph Waldo Emerson hat geschrieben: »Ein Freund ist ein Mensch, dem gegenüber ich offen und ehrlich sein kann.«

Möglichkeiten weiterer Hilfe und Unterstützung

Der Tod bedeutet Trennung und Schmerz, Zorn und Trauer; zu lernen, ohne das vertraute Gesicht, das Lächeln des geliebten Menschen auszukommen. Ist es nicht unmöglich, diese langen leeren Stunden, wenn die Sehnsucht übermächtig wird, zu überstehen? Ein Teil von uns ist mit dem Verstorbenen für immer verlorengegangen.

Sie werden in den ersten Wochen des Verlustes von Ihrer Familie, Ihren Freunden und Bekannten Hilfe und Unterstützung erfahren. Danach wird man vielleicht annehmen, daß Sie und Ihre Kinder sich an die neue Situation angepaßt haben und Ihr Schmerz vorüber ist. Schließlich ist die Beerdigung vorbei, und die Blumen sind verwelkt. Alles sollte eigentlich wieder seinen normalen Gang gehen. Doch gerade jetzt wird der Verlust für Sie am schmerzhaftesten sein, Sie werden sich am verlassensten fühlen. Sie und Ihre Kinder empfinden vielleicht eine äußerste Orientierungslosigkeit, ein Gefühl des Ertrinkens im Meer Ihrer Sorgen.

Ihre Familie wird nicht in der Lage sein, den gefühlsmäßigen Schock des Verlustes zu verarbeiten, wenn Sie nicht von der Tatsache ausgehen, daß er wirklich eingetreten ist. Sie können dem Schmerz nicht ausweichen; das einzige Heilmittel gegen die Trauer ist die Trauer selbst. Trauern ist ein Vorgang, der sich über eine längere Zeit erstreckt, und kein Zustand. Trauern enthält immer auch »Trauerarbeit«. Sie und Ihre Kinder müssen sich möglicherweise vergewissern, daß Sie nicht »verrückt« sind, sondern eine normale Erfahrung durchleben.

Hierzu können Sie auf die Hilfe von Freunden, der weiteren Familie, von Beratungsstellen und Selbsthilfegruppen sowie durch weiterführende Literatur zurückgreifen, um Ihre innere Zerrissenheit besser verstehen zu lernen. Wenn Sie sich nicht verschließen, sondern in dieser Zeit äußerster Anstrengung und schmerzlicher Gewöhnung an eine neue Situation auf andere zugehen, wird Ihnen auch von daher Hilfe erwachsen. Sie brauchen in Ihrer Trauer nicht allein zu sein.

Weiterführende Literatur

Manfred Baumotte: Du sollst getröstet werden (Gütersloher Taschenbücher/Siebenstern 356), Gütersloh 1989.

Joachim E. Berendt: Das Dritte Ohr. Vom Hören der Welt (rororo sachbücher 8414), Reinbek bei Hamburg 1988.

Tobias Brocher: Wenn Kinder trauern. Wie Eltern helfen können (rororo sachbücher 7950), Reinbek bei Hamburg 1985.

Jorgos Canacakis: Ich sehe deine Tränen. Trauern, klagen, leben können, Stuttgart 1987.

Ursula Goldmann-Posch: Wenn Mütter trauern. Erinnerungen an das verlorene Kind, München 1988.

Johann Ch. Hampe: Sterben ist doch ganz anders. Erfahrungen mit dem eigenen Tod (Gütersloher Taschenbücher/Siebenstern 1064), 2. Aufl., Gütersloh 1987.

Josef Imbach: Nachdenken über Schuld. Eine Anthologie, Zürich 1989.

Carl Gustav Jung: Antwort auf Hiob (Taschenbuchausgabe in Einzelbänden, dtv dialog und praxis 15062), München 1990.

Verena Kast: Trauern. Phasen und Chancen des psychischen Prozesses, Stuttgart 1982.

Elisabeth Kübler-Ross: Was können wir noch tun? Antworten auf Fragen nach Sterben und Tod (Gütersloher Taschenbücher (Siebenstern 369), 5. Aufl., Gütersloh 1987.

Dies.: Kinder und Tod, Zürich 1984.

Dies.: Interviews mit Sterbenden (Gütersloher Taschenbücher 960), 15. Aufl., Gütersloh 1990.

Dies. (Hrsg.): Reif werden zum Tode (Gütersloher Taschenbücher/Siebenstern 1023), 6. Aufl., Gütersloh 1989.

Harold S. Kushner: Wenn guten Menschen Böses widerfährt (Gütersloher Taschenbücher/Siebenstern 1089), 2. Aufl., Gütersloh 1988.

Marielene Leist: Kinder begegnen dem Tod (Gütersloher Taschenbücher/Siebenstern 956), 2. Aufl., Gütersloh 1990.

Elisabeth Lukas: Auch dein Leben hat Sinn. Logotherapeutischer Trost in der Krise (Herder Taschenbuch 905), 3. Aufl., Freiburg 1990.

Leonore Matouschek: Trauer, die nicht enden will. Verkehrstod – schweigend weiterleben?, Gütersloh 1990.

Peter Noll: Diktate über Sterben und Tod, 3. Aufl., München 1989.

Harriet Schiff: Verwaiste Eltern, 2., überarb. und erg. Aufl., Stuttgart 1990.

Tod und Sterben. Deutungsversuche (Gütersloher Taschenbücher/Siebenstern 297), 3. Aufl., Gütersloh 1985.

Was erwartet uns nach dem Tod? 24 Darstellungen von Religionen und Konfessionen. Hrsg. von Siegfried Raguse im Auftrag des Bildungswerkes der Arbeitsgemeinschaft der Kirchen und Religionsgesellschaften e.V. (Gütersloher Taschenbücher/Siebenstern 1069), 2. Aufl., Gütersloh 1986.

William J. Worden: Beratung und Therapie in Trauerfällen. Ein Handbuch, Bern 1987.